知的生きかた文庫

驚くほど眠りの質がよくなる
睡眠メソッド100

三橋美穂

三笠書房

はじめに

●始まりは、1万人の眠りの悩み

「驚くほど眠りの質がよくなる?」

かんたんにできるものじゃない。そう思っている人も多くいらっしゃるでしょう。

でも、大丈夫です。20年以上、睡眠と深くかかわってきた私だからこそ、断言できます。**眠りは、少しの工夫で必ず変わります。**

もちろん、誰にでも絶対に効く快眠法はありませんし、眠りの悩みも千差万別。ですから本書には、満足のいく睡眠のためのメソッドを網羅しました。

本書を読めば、あなたの悩みや体質に合った快眠法が必ず見つかります。

私が眠りの仕事にたずさわるようになったのは、１９９６年に寝具メーカーへ入社したことから始まります。研究開発部署で、お客さまの体に合わせた枕をフィッティングしたり、新しい寝具を開発したりしながら、眠りの知識を蓄えていきました。

そして日本初の「快眠セラピスト」として私が独立したのは、２００３年のこと。

「夜、なかなか寝つけない」

「夜中に何度も目が覚める」

「ちゃんと寝ているのに、朝から疲れる」

そんな悩みを抱える人に、寝具のコーディネートをしたり、眠りのサイクルを見直す提案をする毎日が始まりました。無理なく眠りを変えられるように、一人ひとりのライフスタイルに合わせた、眠りのアドバイスをしてきたのです。

これまで、私が眠りのアドバイスをしてきたのは、１万人以上にのぼります。

眠りに悩む人とのコミュニケーションを通じて感じたのは、「意識さえできれば、ほんの少しの工夫で、満足のいく睡眠ができる」ということです。

寝具はもちろん、身につけるもの、食事、運動、入浴、呼吸、アロマ、音楽など、快眠のためにできる工夫は山ほどあります。


「眠りが浅い」と相談に来られたある方は、睡眠時間を1時間短くするようアドバイスしただけで、その日からぐっすり眠れるようになったそうです。

また、頭がしびれると悩んでいたある方は、ピッタリ合う枕を選んであげたら気持ちよく目覚めるようになり、「感謝している」とおっしゃってくださいました。


私は眠りに悩む多くの人たちと向き合ったり、取材のときにさまざまな質問を受けたりしながら、誰でもかんたんにできる快眠法を、いつも考えてきました。

本書は、私がアドバイスしてきた快眠法の中から、**「かんたんにできる」「読むだけでできる」「家にあるものでできる」メソッドを選び、構成しました。**

読むだけで終わらせず、ひとつずつ生活に取り入れてみてください。

●睡眠が変われば、人生が変わる

睡眠は、人生の3分の1を占めるもの。にもかかわらず、私たちは「眠り」にあまりにも無自覚です。

目覚めているときが人生のすべてかのように、毎日を過ごしていませんか。

眠りの大切さにまだ気づいていない方のために、眠りがもたらす効用を考えてみましょう。

睡眠の主な役割は、脳を休め、細胞を修復し、記憶情報を整理することです。

新しい血液が作られるのも、睡眠中です。横たわり、体が重力から解放されることによってさかんに血が作られるようになり、**免疫力がアップ**します。

さらに、血圧は横たわると下がるので、眠らないと**高血圧のリスクが高まる**こともわかっています。

そのほかにも、睡眠不足になると食欲を増進させるホルモンが増えて**太りやすくな**

ります。

ダイエットが成功しないのは、十分眠っていないことが原因かもしれません。

また、睡眠中には各種ホルモンが分泌されます。

なかでも成長ホルモンは、美しい肌や髪を作る、疲労を回復する、脂肪を分解する、動脈硬化を予防する、骨や筋肉を作る、免疫力をアップさせる、女性ホルモンのエストロゲンの生産を促すなど、マルチな働きをしてくれます。

美容にも健康にも、睡眠は必須なのです。

目に見える効用だけではありません。

たとえば、睡眠不足になると脳にある「前頭葉《ぜんとうよう》」の血流量が低下します。

前頭葉は、考える、記憶する、アイデアを生み出す、感情をコントロールするなどの司令塔となる部位です。

この機能が回復しなければ、仕事でミスをしたり、イライラして人に当たってしまったりするのは当たり前です。

「自分は能力が低い」「イヤな性格だ」と落ち込む前に睡眠を見直してみましょう。ただ、眠りが足りないだけかもしれません。

睡眠は人生の土台です。眠りをコントロールできれば、**体が健康になるだけでなく、効率的に仕事ができるようになったり、前向きな感情が湧いてきたりと、さまざまなメリットが生まれます。**

これまで私たちは、服装や髪形など、外側から自分を磨くためのノウハウはたくさん学んできました。しかしこれからは、睡眠で内面の力を引き出すことで魅力を高めていく時代です。

美しい肌、艶やかな髪、瞳の輝き、好奇心、やさしさ、集中力、記憶力、判断力、ひらめき、自信。これらはすべて、上質な睡眠によってもたらされます。

本書では100の睡眠メソッドをご紹介していますが、一度にすべて試す必要はありません。あまり一生懸命にやりすぎると、力が入ってしまい逆効果です。あなたの悩みに合わせて必要な部分をピックアップしてもいいですし、順番に読み進めていただいても大丈夫です。

まずは、**やってみたいと思ったものや、かんたんにできそうなものから始めてみてください**。ひとつできたら次のものを、上手くいかなかったら別のものを、気軽に試すことが大切です。

きっとどこかでスイッチが入り、睡眠も人生もうまく回り始めます。

この本を手にとったあなたは、快眠に向けてすでに一歩前進しています。

無自覚だった「睡眠」に光を当て、輝きのある人生を手に入れましょう。

三橋美穂

本書の使い方

本書をより効果的に読んでいただくために、まずはスムーズな眠りにつくための5つのルールを紹介します。

ルール1 体内時計を整える

私たちの体内には、約24時間の周期でリズムを刻む「体内時計」があります。この体内時計のリズムを整えれば、起きるべき時間にスッキリ起き、適切な時間に眠れます。

ルール2 日中は活動的に過ごす

疲れがたまると「眠って体を休ませる」という指令が脳から出されます。眠くなるには、日中の活動で適度な疲れをためておくことが必要です。

ルール3 体温のメリハリをつくる

体の内部の体温「深部体温」は、日中は高く、睡眠中に低くなります。深部体温が下がると、体の覚醒の度合も下がり、眠りモードに入ります。就寝前に入浴すると全身の血行がよくなり、皮膚表面から熱が放出されて深部体温が下がるため、眠くなるのです。

ルール4
就寝前はリラックスする

体の機能を最適な状態に保つ「自律神経」には、活動期に活発になる「交感神経と、休息期に活発になる「副交感神経」があります。眠る前にリラックスすると副交感神経が優位になり、スムーズに眠りに入れます。

ルール5
寝室を快適な環境にする

寝具や温湿度などが不快だと、心身が緊張し、寝つきが悪くなります。快眠のためには、安心できる快適な環境が必須です。

これらのルールを身につければ、就寝に向けて眠気を高めることができます。
本書では「もっと気持ちよく眠りたい」「睡眠で頭をスッキリさせたい」という人のためのメソッドも紹介しています。メソッドは8つに分類して解説しているので、次のページのアイコンを参考に、あなたに合ったものを選んでみて下さい。

アイコン説明

各メソッドがどんなことに効くのかを分類しています。
悩みや改善したいポイントに合わせて選んでみてください。

目覚め
意識をハッキリさせ、体を覚醒モードにする方法

リズム調整
乱れた体内時計を整え、意図しない時間に眠くなったり、目が覚めてしまうのを防ぐ方法

リラックス
心と体をほぐしてリラックスする方法

体質改善
ぐっすり眠れる健康な体を作る方法

睡眠不足
睡眠時間が十分にとれない状態で活動するときの方法

体温調整
体の内部の体温をコントロールして眠気を調整したり、深い眠りにつく方法

環境
寝室を整えたり、寝具をメンテナンスする方法

脳と心の元気
前向きな心を取り戻したり、頭をスッキリさせて行動や思考を効率化する方法

驚くほど眠りの質がよくなる
睡眠メソッド100
もくじ

第1章
「起きられない」「いつも眠い」をなくすコツ

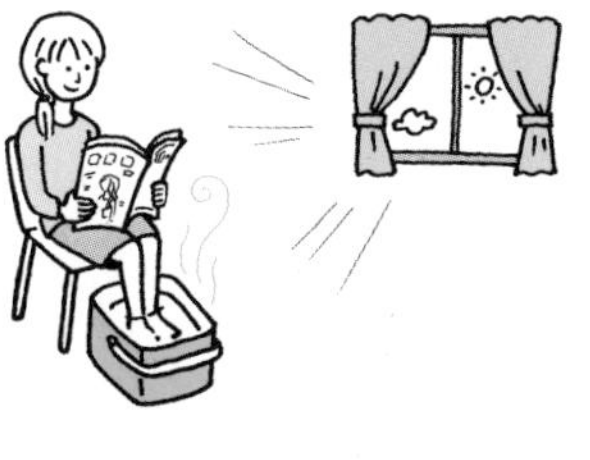

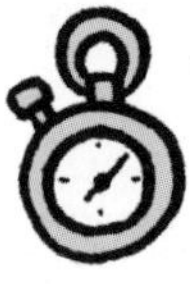

第2章 「寝つけない」「眠りが浅い」をなくすコツ

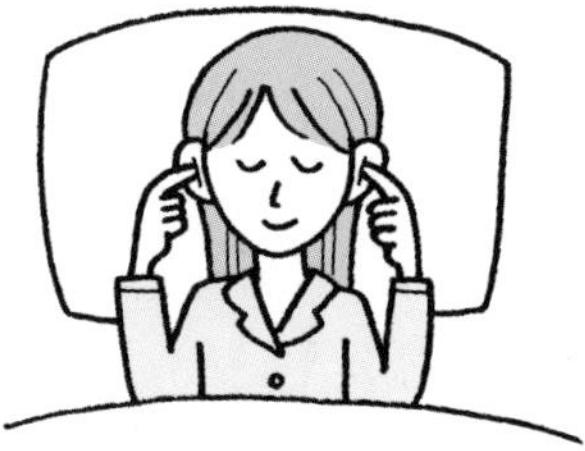

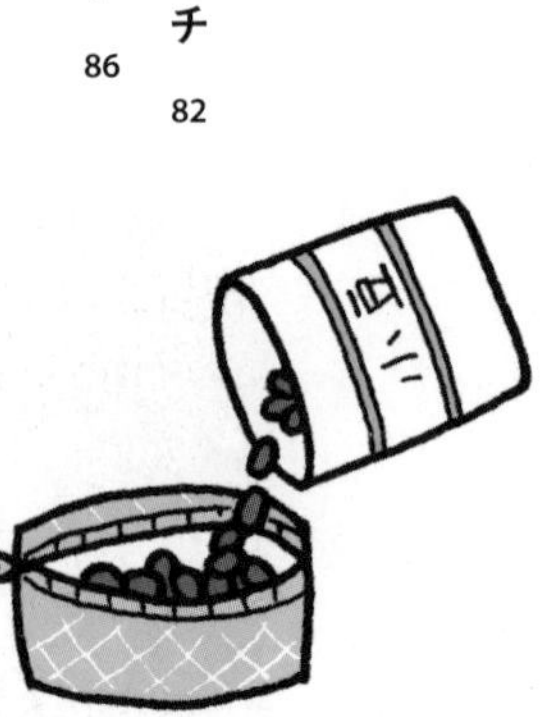

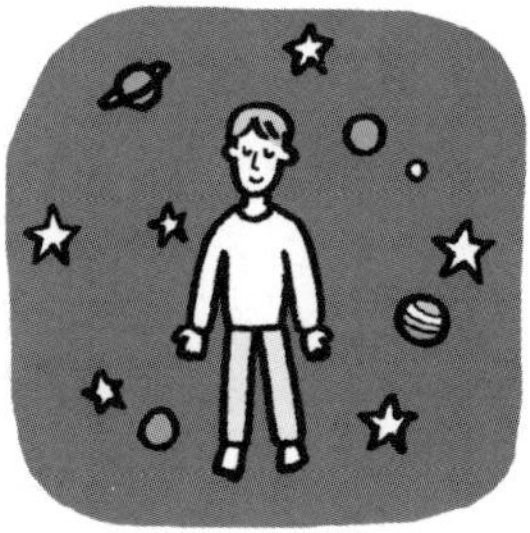

第3章

気持ちよく眠れる環境を作るコツ

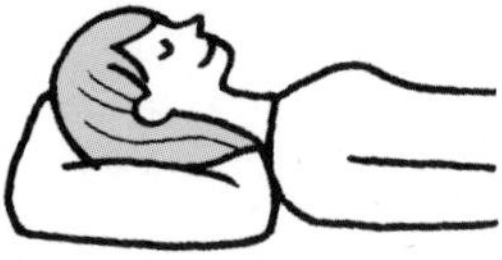

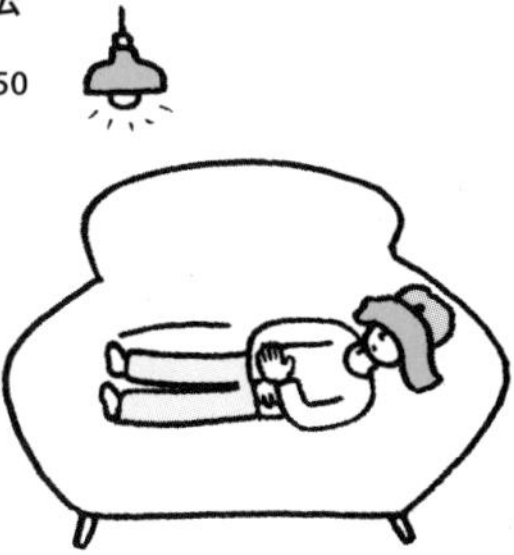

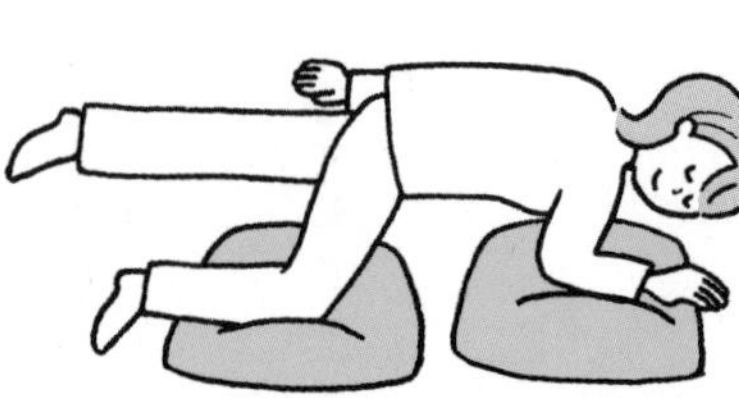

第4章

毎日の習慣で眠りが変わる

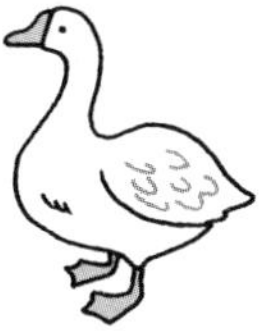

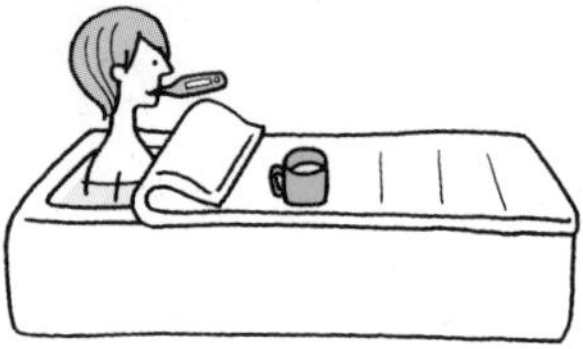

第5章

眠りが変わると人生がうまくいく

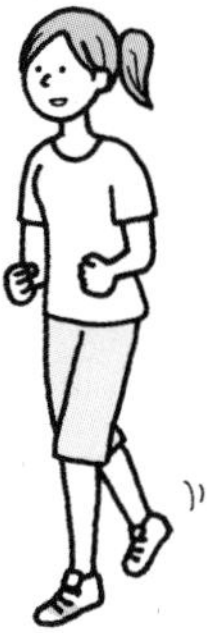

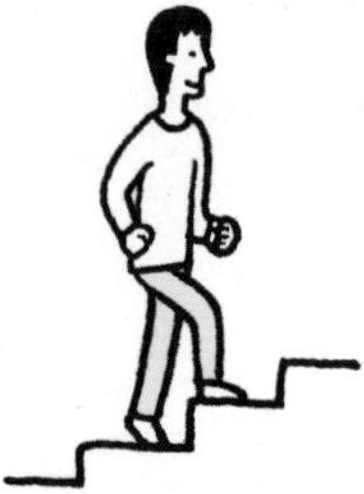

本文デザイン・DTP ● 二ノ宮 匡(ニクスインク)
カバー・本文イラスト ● 村山 宇希(ぽるか)

第1章

「起きられない」「いつも眠い」をなくすコツ

この章では、
毎日すがすがしい気分で目覚めるための
メソッドを紹介します。
朝が弱い人、日中の眠気が強い人は
ぜひ試してみてください。

朝起きられないとき

1-1

眠気解消！耳を引っぱる

これに効く！

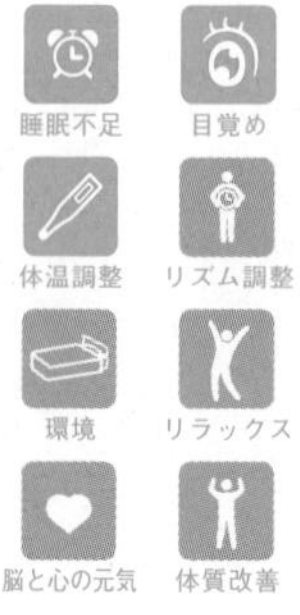

なかなかベッドから出られず、朝がつらい。
そんなときは、耳を引っぱりましょう。

やり方はかんたんです。

両手で左右の耳たぶを持って、グーっと引っぱるだけ。詳しくは左のページを見てください。次に、耳全体を揉んだり揺らしたりして、全身の血行を促しましょう。

耳は薄くて刺激が伝わりやすく、揉んでいると体がポカポカしてきます。**「揉む」「揺らす」「引っぱる」の動きで体温を上昇させ、活動モードに切り替え**ましょう。

耳は胎児の形が逆さに投影されているといわれ、耳のツボを用いた鍼治療はかなり

耳の引っぱり方

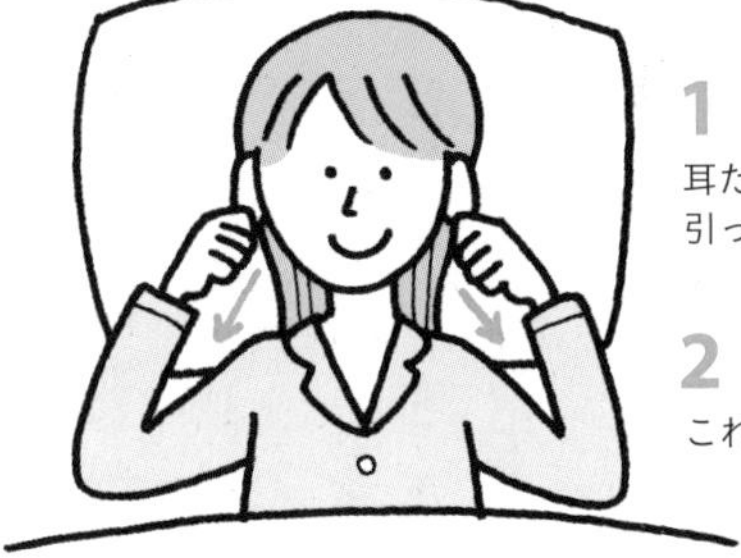

1

耳たぶを下にゆっくり3秒引っぱって、パチンと放す

2

これを4〜5回繰り返す

古い時代から行われてきました。

耳にある100以上のツボの中でも、頭部に効くのが耳たぶ。だから、**耳たぶを引っぱることで脳が刺激され、目が覚めてくる**のです。

ちなみに、耳が硬いのは疲れがたまっているサイン。耳マッサージは、頭痛や肩凝り、冷え、目の疲れなどの改善も期待できるので、毎日続けてください。

仕事中に眠くなったときにも役立ちます。耳の上部を上方向に、中央を横方向に、耳たぶを下に引っぱり、耳全体を広げるようにすると、眠気解消に効果的です。

朝起きられないとき

1-2

目が覚めたら目を閉じない

これに効く!

睡眠不足　目覚め
体温調整　リズム調整
環境　リラックス
脳と心の元気　体質改善

いったん目覚めたのに、二度寝の誘惑に負けてしまう。

それは、**目を閉じてしまうから**です。

起き上がることすら面倒くさいときは、とにかく目を開けること。ただ、それだけに集中してください。

目覚めた直後は意識がぼんやりしているので、目を開けて一点をじっと見つめましょう。

「私は、起きる」という意識を持っていれば、**焦点が合い、だんだん意識がハッキリしてきます**。

その後、26ページのように耳を引っぱり、大きく伸びをしてみましょう。

目を開けたときに**部屋が明るいと、脳に光が届くため、目が覚めていきます**。目に入る光の量が増えることで、眠気を促すメラトニンという睡眠ホルモンの分泌量が減り、脳がスッキリするのです。

光が差すようにカーテンの端を少し開けておくか、目覚ましライトを活用するのもオススメです。

目覚ましライトとは、起床の20～30分前から徐々に明るくなっていき、太陽光のような自然な目覚めを促すライトのこと。スタンド型とシーリング型があります。

手持ちのスタンドライトに、電化製品とコンセントの間にセットして使うコンセントタイマーを組み合わせれば、目覚ましライトを自分で作ることもできます。コンセントタイマーはホームセンターで1，000円ほどで手に入るので、お手軽です。

突然点灯するため刺激がやや強いのですが、目覚めが悪い人にはちょうどいいはずです。

朝起きられないとき

1-3

目覚まし時計は遠くに置く

これに効く！

睡眠不足　目覚め
体温調整　リズム調整
環境　リラックス
脳と心の元気　体質改善

目覚ましのスヌーズ機能に油断し、つい寝すごしてしまう。

そんなあなたは、目覚まし時計をベッドから5歩以上離れた、できるだけ遠い場所で鳴らしましょう。

ベッドから出て歩けば、**抗重力筋という大きな筋肉に力が入って、交感神経が刺激**されます。また、体に**運動の指令を出す脳の運動野《うんどうや》という部分が刺激され、頭も働き始めます**。そして、部屋に光が入るようにカーテンを開けて歩くと、どんどん目が覚めていきます。

目覚まし時計を遠くに置くのは、単純ですがとても効果的な方法なのです。

ただし、部屋が寒いとまた布団に入りたくなってしまうので、冬は起床30分前から暖房がつくように、タイマーをセットしておきましょう。

使う目覚ましは、スマートフォンがオススメ。

なぜなら、**ブルーライトを目が感知すると、脳が目覚めていくから**です。

さらにメールチェックもすれば、思考をつかさどる脳の前頭野《ぜんとうや》も活性化します。

指先も動かすことになるので、運動野がさらに働き始め、目覚められるというわけです。

朝7時に起きればいいのに、「一度で起きられないから」と6時半にセットしてスヌーズ機能を使うのは、もったいないこと。浅い眠りがダラダラ続くだけなので、最初から7時にセットしたほうが、疲れがとれます。

目覚ましを遠くに置いて、一度でスッキリ起きましょう。

起きてから
ボーっとするとき
2-1

朝は胸にたっぷり息を吸い込んで

これに効く！

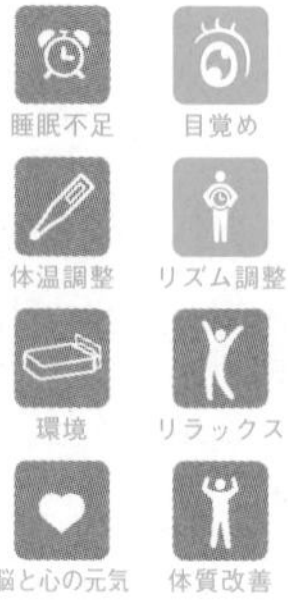

朝起きたら、**胸にたっぷり息を吸い込みましょう。**

息を短く鼻から4回に分けて吸って、お腹に力を入れながら、吸い込んだ息を口から強くフーっと吐き出します。

息を吸うときには、肋骨《ろっこつ》が開いていくイメージで行いましょう。息を吐き切ったときには、お腹と背中がくっつくイメージです。

呼吸は自律神経系の中で、唯一自分の意志でコントロールすることができるものです。自律神経とは、心拍や血圧、発汗などを自動的に調整している神経のことです。活動モードの「交感神経」と休息モードの「副交感神経」が、状態や環境に合わせ

起きてすぐの呼吸法

1 息を鼻から短く4回吸う

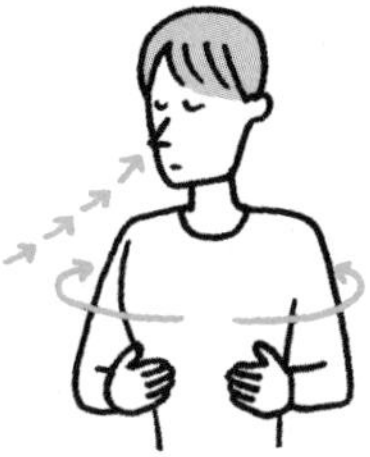

肋骨が開いていくイメージ

2 お腹に力を入れながら、口から強く息を吐き出す

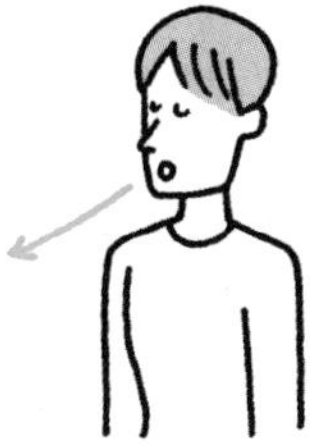

お腹と背中がくっつくイメージ

てバランスをとり合っています。**息を吸うと交感神経が働いて筋肉は硬くなり、息を吐くと副交感神経が働いて筋肉がゆるみます。**

つまり、副交感神経が優位になっている睡眠中のゆるんだ体を引き締めて、活動モードに切り替えるのが、吸う息なのです。

朝が吸う息なら、夜は吐く息を長くするのがポイント。

この「吐く」と「吸う」を、状況や時間帯に合わせて上手にコントロールしましょう。

起きてから
ボーっとするとき
2-2

起きたら明るい空を見る

これに効く!

睡眠不足　目覚め
体温調整　リズム調整
環境　リラックス
脳と心の元気　体質改善

朝、薄暗い部屋の中で身支度をしてはいけません。**明るい光を浴びて、体内時計のスイッチを入れましょう。**

体内時計とは、活動と休息のリズムを調整する体の機能のこと。朝目覚めて昼に活動し、夜になると眠くなるのは、体内時計がサイクルをコントロールしているからです。体内時計は24時間より少し長めの周期なので、朝は明るい光を浴びて時計の針を前に進め、リセットすることが大切です。

そのためには、2,500ルクス以上の明るい光が必要。**朝起きたらカーテンを開けて、窓の外の明るい空を眺め、**脳に光を届けましょう。明るい光は、睡眠ホルモン

明るさの目安

照度[ルクス]

0.1　1　10　100　1,000　10,000　100,000

星あかり(街灯なし)
月あかり(街灯なし)
住宅地夜間道路
市街地夜間道路
バーなどの客席
地下連絡通路
一般住宅屋内
明るいオフィス
晴天時窓際(北)
晴天時窓際(南)
曇天屋外
薄曇り屋外
晴天屋外

環境

のメラトニン分泌を止める働きがあるので、眠気がとんでスッキリします。

体内時計は体内の約37兆個もの細胞ほぼすべてに存在しますが、マスタークロックと呼ばれる親時計は、脳の奥深くにあります。

この親時計をリセットするのが明るい光です。リセットができれば、睡眠、自律神経、ホルモン分泌、体温などのリズムが整います。

エンジンがかかりにくい場合は**20～30分、窓際1メートル以内で新聞を読んだり朝食をとったりしてみましょう。**

起きてから
ボーっとするとき

2-3

起床後1時間以内に朝食をとる

これに効く!

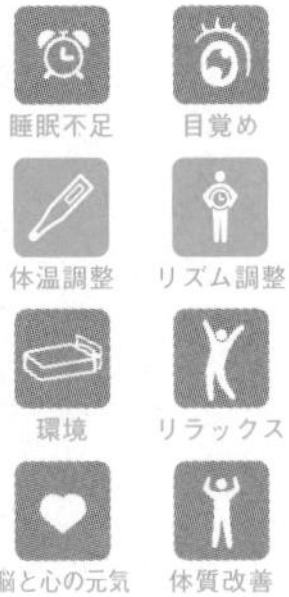

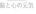

朝は時間がないから、朝食抜きで出かけている。
寝ても疲れが抜けないのは、これが原因かもしれません。

全身にある体内時計を、脳のマスタークロックにピタッと合わせるのが朝食です。
起床後1時間以内に朝食をとることで、すべての時計のリズムがそろい、効果的に1日のスタートを切ることができます。

時計がバラバラに動いていると、頭は起きているのに体は寝ているというふうに、体内がアンバランスになってしまいます。おまけに朝食を抜くと代謝が落ちるため、太りやすくなることもわかっています。

朝食には、脳のエネルギー＝ブドウ糖のもとになる炭水化物、体を作るタンパク質、代謝をスムーズにするビタミン・ミネラル、光の刺激を感じとる力を高めるビタミンB12などを、バランスよくとりましょう。

私の朝食では、玄米ごはんとおみそ汁が基本。それに煮物や炒め物などを組み合わせています。

玄米は、ビタミン、ミネラルが豊富に含まれているうえ、食物繊維が多いためよく噛んで食べることになり、脳の活性化にもなるからです。

玄米のパサつきが気になる場合はもち玄米を交ぜたり、夏には押し麦を混ぜたりすると、食べやすくなります。

もともと朝食をとる習慣がない人は、ごはん入りのスープや、リンゴ1切れから始めてみてください。**胃腸をしっかり動かすことが、体内時計を調整するための必須条件です。**

起きてから
ボーっとするとき
2-4

1分でスッキリ！目覚めのツボ押し

これに効く！

スッキリ目が覚めないなら、目頭にある眠気覚ましのツボ、「睛明《せいめい》」を押しましょう。このとき、眼球の方向に押さないこと。息を吐きながら、鼻の根元に向かってやさしく押しましょう。**指圧のあとに視界が晴れやかになれば、正しく押せています。**

次は、目の上の骨に親指の先をそえて、息を吐きながら骨を上に押し上げます。目のまわりには神経が集中しているので、あまり強く押さないようにします。今度は下側。両指先を左右の目の下の骨にそえて、息を吐きながら骨を下に広げるように押します。**目のまわりがスッキリすると、パチッと目が覚めていきます。**

次に手の甲の「合谷《ごうこく》」を、強く長めに押しましょう。

最後に、頭頂部の「百会《ひゃくえ》」をゆっくり押せば気分爽快。**自律神経を整える働きがあるため、入眠（眠りにつくこと）にも目覚めにもよいツボ**です。

目覚めのツボ

1 睛明《せいめい》：目頭の少し上部分

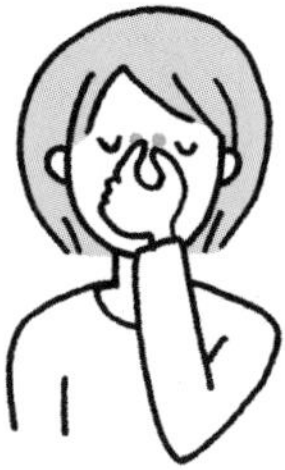

2 合谷《ごうこく》：人差し指と親指の骨の合流点から、やや人差し指側のくぼんだところ

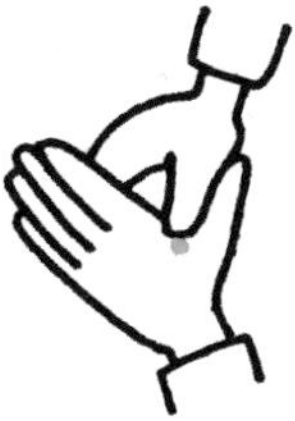

3 百会《ひゃくえ》：頭のてっぺん

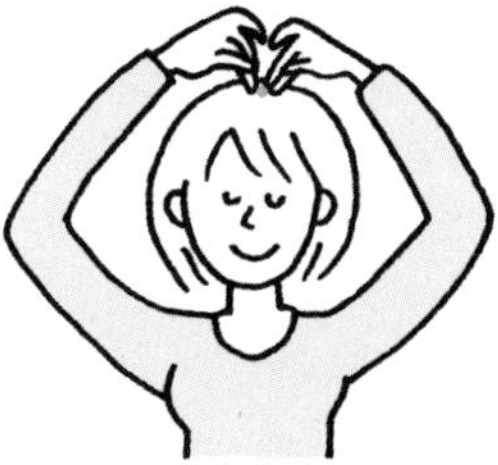

起きてから
ボーっとするとき
2-5

朝は足湯で体温を上げる！

これに効く！

朝は体温が低い時間帯です。

体温と体の覚醒リズムは連動しているので、起き上がってもなかなか**エンジンがかからない人は、足湯で体を温めましょう。**

大きめのバケツに、熱めのお湯をくるぶしの上まで入れ、全身がポカポカしてくるまで浸りましょう。**足湯は、冷えやむくみ、疲労回復にも効果があります。**

両足をお湯から出したときに、お湯との境目がクッキリわかるくらいの温度と時間が適切です。

私は足湯を毎朝の習慣にしていて、いつも入りながら新聞を読んだり舌まわし体操

体温を上げる足湯の方法

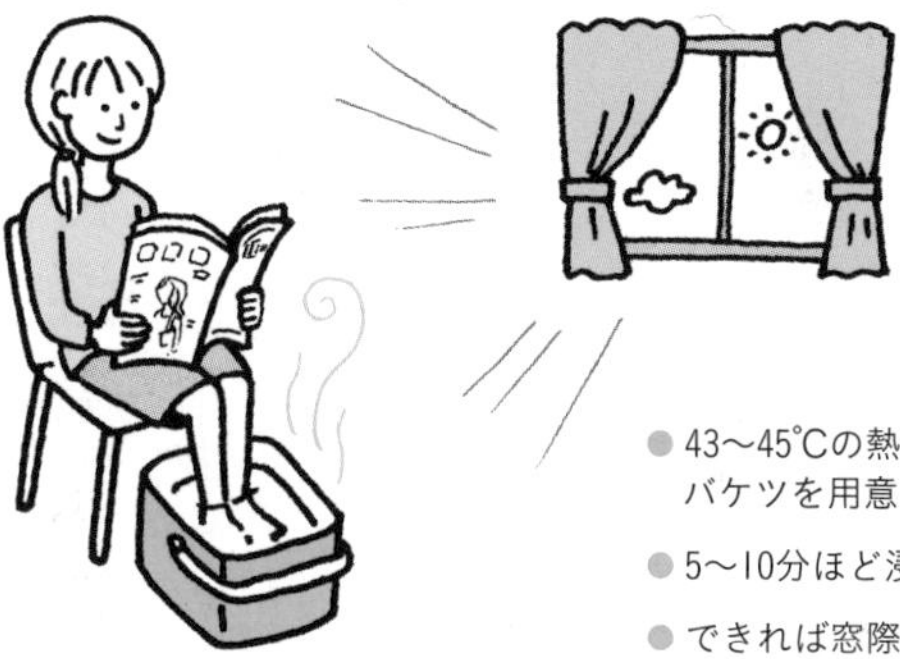

- 43〜45℃の熱めのお湯とバケツを用意
- 5〜10分ほど浸かる
- できれば窓際で行う

（116ページ参照）をしています。夏は寝ている間に汗ばむので、熱めのシャワーを浴びていますが、それ以外の季節は足湯がピッタリです。

足湯は光の入る窓際で行うのがベストですが、お湯を運ぶのは大変なので、私は浴室の照明を明るくして行っています。

そのほか体温を上げる方法は、朝食をとることです。

消化器管の筋肉運動が活発になって血流が促され、寝ている間に低下した体温が上昇して、体が活動モードに切り替わります。

起きてから
ボーっとするとき
2-6

モーニングアロマ&音楽で気分を上げる

これに効く!

睡眠不足
目覚め
体温調整
リズム調整
環境
リラックス
脳と心の元気
体質改善

いまいちスッキリしない**朝の気分を変えるには、アロマと音楽を活用しましょう。**一瞬で、ワンランク上の朝時間に変わります。

朝のアロマは、ペパーミントやレモン、ローズマリー、ユーカリ、グレープフルーツなど、さわやかな香りがオススメです。音楽は軽やかでリズミカルなものを。思わずハミングしたくなるような曲がいいでしょう。

アロマディフューザーをコンセントタイマーに差してセットしておけば、さわやかな香りが目覚まし代わりになります。

身近な道具を使うなら、就寝前に精油を1滴たらしたマスクをチャックつきのポリ

モーニングアロマの活用法

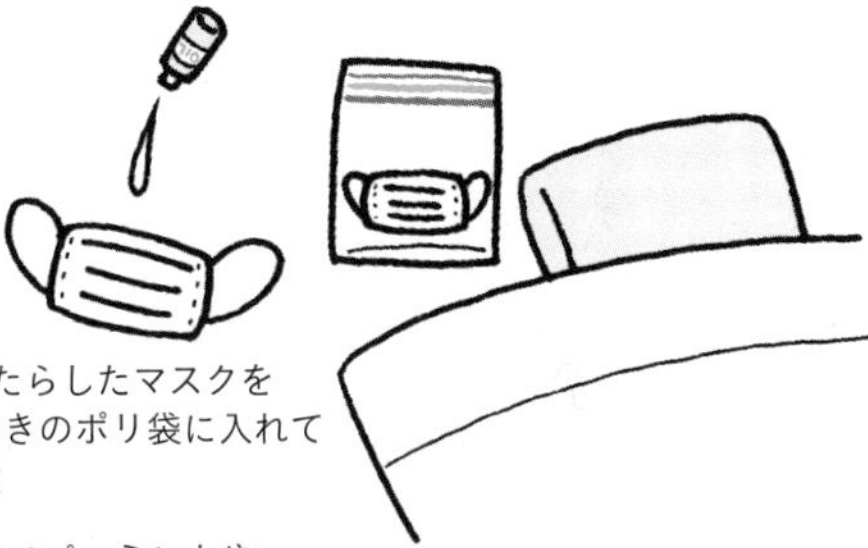

- 精油を1滴たらしたマスクをチャックつきのポリ袋に入れて枕元に用意
- オススメはペパーミントやレモン、ローズマリー、グレープフルーツなど

袋に入れて密封し、枕元に用意しておきましょう。朝、目覚ましが鳴ったときにマスクをすれば、すぐにパッチリ目が覚めます。

音楽もタイマーでセットしましょう。生命力を感じる動物の鳴き声は、朝の目覚めに向いています。小鳥がさえずる声は、高原で目覚めたかのようなさわやかさを与えてくれます。

呼吸は音楽のリズムに同調するので、目覚めの1曲目は、スローテンポからアップテンポに徐々に変わっていく曲をオススメします。**副交感神経から交感神経に切り替わり、自然な目覚めを促す**ことができます。

日中眠くなったとき

3-1

昼寝の習慣で眠気をリセット

これに効く！

睡眠不足　目覚め　体温調整　リズム調整　環境　リラックス　脳と心の元気　体質改善

昼寝は睡眠不足の人だけでなく、すべての人にオススメです。**昼寝をすると午後を元気に過ごせるうえ、夜の睡眠の質が高まる**からです。

なぜ昼寝をすると夜の睡眠の質が高まるのかといえば、昼寝によって**心身がリフレッシュして、午後の活動量が上がる**から。

しっかり活動することで疲れがたまり、夜、ぐっすり眠れるというわけです。

夜の睡眠が4時間半の場合でも、昼休みに15分の仮眠をしたら午後のパフォーマンス低下を防ぐことができたという研究報告があります。ただし、4時間半睡眠＋昼寝15分で毎日を過ごすのは、体に負担がかかるので注意が必要です。

では、効果的に昼寝をとるためのポイントを説明していきましょう。

大切なのは、眠る時間の長さとタイミングです。とくに、**深い睡眠に入る前に起きることと、夜の睡眠に影響しない時間帯に眠ること**を意識してください。

体内時計が正常に働いていると、14〜16時は眠気が強くなります。眠気の波に乗って14時頃に眠れるといいのですが、ビジネスパーソンは先取りして昼休みに眠っておくのもよい方法です。午後の眠気に影響されずに仕事に集中できます。**正午から15時までの間に、20分以内を基本として昼寝をしましょう。**

高齢者は深い眠りに入りにくいので、30分までOKです。

それ以上長く眠ると体が睡眠から覚醒に切り替わりにくくなってしまい、まだ睡眠が続いているかのように、しばらく頭がぼんやりします。

実は、昼寝は寝入った感覚がなくても効果があります。

脳の眠りのノンレム睡眠は、眠りの深さが4段階に分かれますが、1段階では、本人が眠っている自覚は約40パーセント、もう少し眠りが深くなる2段階でも70〜85パーセント程度です。つまり、自分では**「寝入っていない」と思っていても、眠っている**ことが多いのです。

昼寝の前にコーヒーを飲んでおくと、目覚めがスッキリします。カフェインの覚醒作用は、飲んでから20〜30分後に効き始めるので、昼寝にはちょうどいいのです。

福岡県の明善高等学校では、昼休みに15分の仮眠をするという取り組みを始めたところ、センター試験の成績が上がり、東大をはじめ難関大学への合格率が大幅にアップしました。

仮眠をとることで午後の眠気が改善されて、授業への集中力や勉強のやる気が向上したそうです。さらに、運動中のケガや心の不調も減って、保健室の利用が少なくなったといいます。

昼寝を毎日の習慣にして、健康的な生活に生かしていきましょう。

効果的な昼寝のとり方

- 正午から15時までに20分以内に
  (55歳以上は30分以内)

- 毎日決まった時間にとる

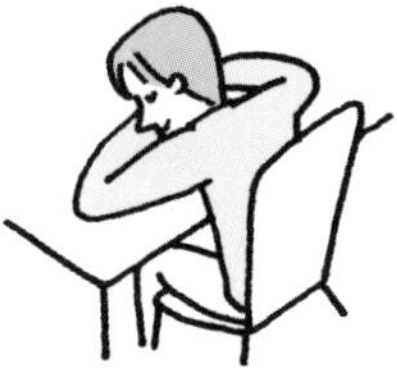

- 横にならない
  (寝すぎを防ぐ)

- 昼寝の前にカフェインをとる

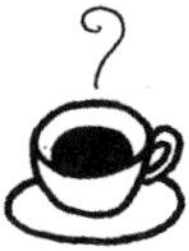

- お腹を圧迫しない姿勢で眠る

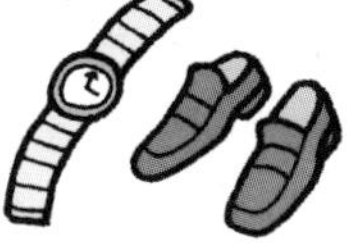

- 時計、ベルト、くつなどの
  締めつけをゆるめる

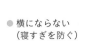

- 安心して眠るために、
  タイマーをセットする

日中眠くなったとき

3-2

早い眠気はブルーライトで撃退

これに効く!

睡眠不足　目覚め
体温調整　リズム調整
環境　リラックス
脳と心の元気　体質改善

仕事中に眠くなったときの対策は、五感を刺激することです。

ガムを噛んだり、カフェインをとったり、音楽に合わせて歌ったり、冷水で顔を洗ったり、ミントの香りを嗅いだり……。なかでも私のオススメは、視覚からの刺激です。眠気を感じたら、**ブルーライトを含む青白く明るい光を浴びてください**。パソコンやスマートフォンよりも眠気を抑える効果が高いのは、照度が高い日中の太陽光です。窓際で太陽光を浴びましょう。

さらに、ブルーライトを浴びることで、**夜眠くなる時間を調整する**こともできます。年をとると体内時計が短くなって早寝早起きになりますが、21時に眠くなるのは早すぎます。たとえば21時に寝て、午前4時に目覚めているのを2時間後ろにずらしたい場合は、起床後すぐに浴びるべき太陽光を浴びないようにします。

太陽光は起床2時間後の朝6時に浴び、室内照明をいちばん明るくするタイミングも6時に合わせます。それまでは就寝前のような、ほの暗い明るさで過ごしましょう。

そして就寝1時間前までは、ブルーライトを多く含む、青白く明るい照明の下で過ごしましょう。夜のブルーライトは、体内時計を遅らせる働きがあるからです。

眠くなったら立ち上がり、デスクライトの光を顔に当ててください。

また、イギリスの研究によると、就寝直前のメールチェックは、最大でエスプレッソコーヒー2杯分に当たるほど目覚まし効果があるそうです。

通常は好ましくない習慣ですが、早い眠気に困ったときには役立ててください。

「早い眠気をコントロールしたいときの対処法」

- 起床後すぐには太陽光を浴びない
- 就寝1時間前までブルーライトを多く含む照明の下で過ごす
- パソコンで調べものをする、メールを打つ

第 2 章

「寝つけない」「眠りが浅い」をなくすコツ

夜中に何度も起きてしまったり、
ベッドに入ってからなかなか寝つけない。
そんな人のために、
スムーズに眠りにつくメソッドと、
深く眠って疲れをとるための
メソッドを紹介します。

夜眠気が
やってこないとき
4-1

就寝前8時間はうたた寝禁止!

これに効く!

睡眠不足　目覚め
体温調整　リズム調整
環境　リラックス
脳と心の元気　体質改善

夕食後にテレビを見ながら、ソファでウトウト……。

夜の寝つきが悪いのは、そのうたた寝が原因かもしれません。

夜になると家事や仕事の疲れがたまっているうえ、夕食後は副交感神経が働くので、つい眠ってしまうこともあるでしょう。

冬のこたつは、とくに危険です。夕方以降にうたた寝をすると、いつもの入眠時間に眠気がこなくなります。

眠気は、疲れに比例して強くなるため、起きている時間が長ければ長いほど高まっていきます。反対にいえば、眠気が最も弱くなるのは、睡眠をたっぷりとったあとの起床時です。

当然、運動などで疲れていればいるほど、眠気は強くなるので、その反動でベッドに入ったらぐっすり眠ることができます。

夕食後のうたた寝や、帰宅途中の電車で居眠りをすると、疲れが軽減してしまうので、いつもの就寝時間になっても眠くなりません。

就寝前8時間はしっかり起きていること。これがとても重要です。

就寝8時間以上前であっても、昼寝が長すぎると疲れがガクンと減って、夜の眠気が弱くなります。

昼寝は20～30分以内にとどめ、頭と体をバランスよく使いながら、就寝時間に向かって眠気を高めていきましょう。

夜眠気が
やってこないとき
4-2

枕元には哲学書を1冊

これに効く!

睡眠不足　目覚め
体温調整　リズム調整
環境　リラックス
脳と心の元気　体質改善

退屈な会議や、難しい本や書類を読んでいると、眠気に襲われる。

そんな経験は、誰しもあるはずです。この原理を眠りに生かす方法があります。

難しすぎて最後まで読み進めることができない哲学書や専門書は、「眠気を誘う」という分野では大いに役立ちます。

なかなか眠れないときのために、**難しい本を枕元に1冊用意しておきましょう。**

難しい本を読むと眠くなるのは、**苦痛を取り除くために、βエンドルフィンという神経伝達物質が分泌される**からだといわれています。

鎮痛効果や気分の高揚・幸福感などが得られるため、βエンドルフィンは「脳内麻薬」とも呼ばれます。

マラソンで苦しい状態が続くと、そのストレスを軽減するために脳内でβエンドルフィンが分泌され、やがて快感や陶酔感を覚えるランナーズ・ハイ状態になるのも、有名な話です。


身近な例では、マッサージや指圧で揉まれて痛みを感じたあと、凝りがほぐれると同時に眠気に襲われるというのも同じことです。

ほかにも、性行為のときに分泌されます。


推理小説などは、読み進めようという意欲が高まるので入眠には逆効果です。

覚醒系の神経伝達物質であるドーパミンが分泌されて、脳はどんどん活性化するので、気をつけましょう。

夜眠気がやってこないとき
4-3

寝酒が睡眠の質を下げる

これに効く！

睡眠不足　目覚め　体温調整　リズム調整　環境　リラックス　脳と心の元気　体質改善

眠れないときはお酒を飲む。そんな習慣がある人は要注意です。

実は、**アルコールが睡眠にとっていいことはひとつもありません。**

たくさん飲むと、寝つきはよくなりますが、アルコールが分解される睡眠後半になると、交感神経の活動が高まって眠りが分断され、疲れがとれません。

一方、少量だと寝つきが悪くなり、睡眠時間も長くなる傾向にあります。

寝つきをよくするために寝酒を飲むと、確かに最初は効果を実感します。しかし、1週間もすると耐性ができて、あっという間にお酒の量が増えることになるのです。

摂取するアルコールの量が多いほど、昼間の眠気や疲労感が強くなる傾向がありま

す。これはアルコールによって筋肉がゆるんで気道が狭くなり、酸欠状態に陥るからです。

そのため、お酒を飲むとイビキや睡眠時《すいみんじ》無呼吸《むこきゅう》症候群《しょうこうぐん》がひどくなるケースが増えます。睡眠時無呼吸症候群は血管に非常に負担がかかるので、高血圧や脳血管疾患、心臓病などのリスクが高くなることがわかっています。

睡眠によい効果をもたらすのは、ノンアルコールビール。

スペインの研究グループによる実験では、寝つくまでの時間が短くなり、昼間の不安感も低減されたという結果が出ています。

ビールの主成分であるアミノ酸の一種ＧＡＢＡは、神経を落ち着かせる働きがあるうえ、ノンアルコールビールには、アルコールのデメリットがないのです。

お酒は週末に楽しみ、平日はノンアルコールビールをオススメします。

ただしビールは体を冷やすので、適量を心がけましょう。

夜眠気がやってこないとき

4-4

夜のタバコとカフェインに注意!

これに効く!

アルコール、タバコ、カフェインなどの嗜好品。とっているときは精神的に安らぎ、苦痛を回避することができますが、夜は注意が必要です。

タバコの覚醒作用は1時間くらい続くので、就寝前1時間は吸わないようにしましょう。タバコの本数が多いほど、不眠の割合が多いこともわかっています。

喫煙者は、吸わない人に比べて深い睡眠が減り、睡眠全体が浅くなります。

カフェインの覚醒作用は約4時間、高齢者になると6~7時間持続することもあります。カフェインはコーヒー以外にも、緑茶、紅茶、栄養ドリンク、ココアなどにも含まれており、とくに冷たい飲みものは体内でゆっくり吸収されるので、作用時間が

カフェインが含まれる飲みもの

飲みもの	カフェイン含有量（100㎖当たり）
玉露	160mg
煎茶	20mg
烏龍茶	20mg
玄米茶	10mg
紅茶	30mg
抹茶	32mg
ほうじ茶	20mg
番茶	10mg
コーヒー	60mg

※文部科学省「五訂日本食品標準成分表」より

長くなります。

コーヒーを毎日2〜3杯飲む習慣があった人が、胃腸の不調をきっかけに飲まなくなったところ、よく眠れるようになったというケースもあります。

本人は睡眠に不満を持っていたわけではありませんが、熟睡感が増したことで、以前の睡眠がよくなかったことに気がついたのです。

夜は、体を温める飲みものや、穀物コーヒー、タンポポコーヒー、ハーブコーヒーがオススメです。カフェインが入っていないものを選びましょう。

夜眠気がやってこないとき

4-5

何時に眠れるかは、朝起きたときに決まる

これに効く！

睡眠不足　目覚め
体温調整　リズム調整
環境　リラックス
脳と心の元気　体質改善

日曜日の夜になると、なかなか寝つけない。**これは仕事のストレスではなく、朝寝坊が原因**かもしれません。

実は、何時に眠くなるかは、何時に起きたかで決まります。**起床後15〜16時間後から睡眠ホルモンのメラトニンが分泌し始めて眠くなり、そこから1〜2時間すると眠る**という体のしくみがあるからです。

朝6時に起床したら、21〜22時頃から眠くなり始め、22〜24時の間に眠ります。週末に夜ふかしして朝10時まで寝ていたら、夜眠れるのは2〜4時頃。いつもの時間に眠れないのは、当たり前なのです。

高校生を対象とした研究では、起床時間を3時間遅らせて2日間過ごしただけで、

就寝時間と起床時間

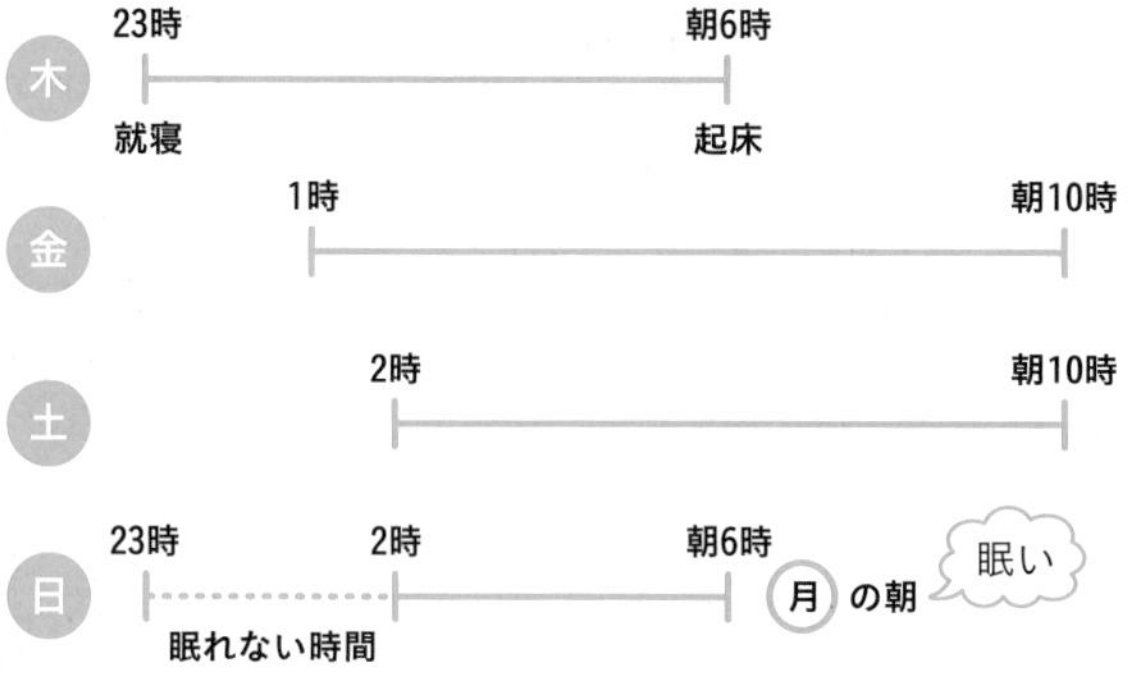

体内時計が45分程度遅れることがわかっています。

休日も平日と同じ時間に起きるのが、いい睡眠の基本です。もし**就寝時間が変わることがあったとしても、起床時間を1時間以上はずらさない**ことが肝心です。

とはいっても、朝寝坊してしまう週末もあると思います。その日の夜は眠れないので、焦らずに読書でもしながら、眠気がくるのを待ちましょう。

そして寝不足で迎える月曜日の夜は、早めに床について睡眠リズムを立て直すことです。

夜眠気が
やってこないとき
4-6

午前中に太陽光を30分以上浴びる

これに効く!

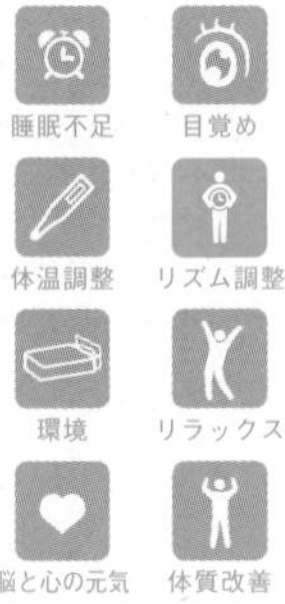

「窓際族は快眠している」

太陽光が入らないオフィスで働く人より、平均46分も睡眠時間が長く、夜中に目覚めることも少なく、生活の満足度も高いという研究結果が、米イリノイ大学から発表されています。

太陽光を一定量（30分）以上浴びると夜ぐっすり眠れます。その効果は、「午前中に浴びる30分の太陽光は睡眠薬1錠分に当たる」と例える研究者がいるほどです。

太陽光を浴びると、まず神経伝達物質であるセロトニンの分泌が増え、気持ちを明るくしたり、やる気が高まって日中の活動量が上がります。そしてセロトニンは、夜

太陽光の役割

1 体内時計（親時計）のリセット

2 起床時にメラトニン分泌を止めて眠気をとばす

3 交感神経がオンになり体が活動モードに

4 一定量を浴びることで、夜間のメラトニン分泌量が増す

暗くなると、眠気を促すメラトニンに変わるというしくみがあります。

直射日光を浴びなくても、目から明るい光が入ればいいので、外出時は日傘を差していても構いません。**朝の通勤タイムは、できるだけ日なたを歩き、電車の中では車窓から外の景色を眺める**ようにしましょう。

メラトニンは加齢とともに、どんどん少なくなっていきます。

70歳を超えると子ども時代のピーク時と比べ10分の1以下に低下するため、ぐっすり眠れなくなるのです。だからこそ、太陽光を意識する生活を心がけて、眠りの質を高めましょう。

夜眠気がやってこないとき

4-7

17時以降の照明は夕陽の色に切り替える

これに効く！

睡眠不足　目覚め　体温調整　リズム調整　環境　リラックス　脳と心の元気　体質改善

暗いところで本を読むと目が悪くなる。これは迷信です。

眠りのためには、17時になったら少し暗めの**夕陽色の照明に切り替えることが大切です**。

照明の使い方は、太陽の動きをお手本にしてください。

朝から日中の太陽は、白い色（寒色）で強い光を放っています。それと同じように、昼間の**オフィスの照明には明るい昼白色**を使うと、活動的になります。

夕方になると太陽はオレンジ色となり、夕陽を見ると私たちは「そろそろ仕事も終わり、家に帰ってくつろぐ時間だ」というように、意識が変わります。

夕方以降の室内照明は、夕陽のようなオレンジ色（暖色）を灯しましょう。

最近はＬＥＤ照明が発達して、ひとつの照明器具で色や明るさが切り替えられる、調色調光タイプのシーリングライトが各社から発売されています。

夜は暖色にして照度を下げると、交感神経の活動が鎮《しず》まっていきます。照明は一瞬で部屋の雰囲気を変えることができる、強力な快眠ツールなのです。

日本では長い間、蛍光灯の明るい照明が普及し、好まれてきました。コンビニのような照度が高い場所に長時間いると、体内時計が後ろにずれて眠気がこなくなりますから、気をつけましょう。

暖色の照明は、最初は物足りなく感じるかもしれませんが、慣れてくるとリラックス効果を実感できます。

とくに子どもの目の水晶体はクリアなので、光の影響を強く受けます。なかなか寝なくて困っている場合は、部屋の照度をどんどん暗くしていくと、自然な眠気が促されます。

夜眠気が
やってこないとき

4-8

就寝1時間前から照明をさらに暗く

これに効く!

睡眠不足　目覚め
体温調整　リズム調整
環境　リラックス
脳と心の元気　体質改善

薄暗くて雰囲気のいいバーのようなムーディーな照明は、眠りを誘います。

就寝1時間前には、照明の明るさを夕食の団らん時の半分程度に落としましょう。

部屋を１５０ルクス程度にほの暗くすると、睡眠ホルモンのメラトニンの分泌が高まっていきます。

最近は、スマートフォンで照度を測る無料アプリもありますから、活用してみてください。

メラトニンは脳の松《しょう》果《か》体《たい》から分泌されるホルモンで、体温、血圧、脈拍を下げて心身をリラックスさせ、入眠しやすくなるよう体をコントロールしています。

60ページでも解説しましたが、メラトニンの分泌は起床後15～16時間後から始まり、目から入る光の量が少なくなるほど、分泌量が増えていきます。

入浴するときには、浴室の照明にも気を配りましょう。脱衣所からの光が入れば、浴室の照明はつけなくてもいいほどです。

私の場合は、スイッチを連続して押すと電球の色が暖色と寒色に切り替わるＬＥＤ照明を使っていて、朝晩で光の色を変えています。同じ電球をトイレとデスクライトにも使っていて、時間帯によって使い分けながら、体内時計の調整に役立てています。

夜眠気がやってこないとき

4-9

眠りが浅ければ睡眠時間を減らしてみる

これに効く!

睡眠不足　目覚め　体温調整　リズム調整　環境　リラックス　脳と心の元気　体質改善

現役時代は十分な睡眠がとれなかったから、時間ができた今はゆっくり眠りたい。これがシニア世代の落とし穴となります。

実は、**人間に必要な睡眠時間は、加齢とともに短くなっていきます。**

寝つきが悪いことや、夜中に何度も目覚めて困っている人は、**睡眠時間を短くすることで改善される**ケースが多々あります。

まずは188ページで紹介する睡眠日誌をつけて、自分が寝床にいる時間をハッキリさせます。**寝床にいる時間は「実際に眠っている時間＋30分」になるように心がけましょう。**

快眠セミナーを行うと、眠れなくて悩んでいるお年寄りが大勢参加されます。いつも何時に就寝して、何時に起床しているのかをたずねると、「22時に寝て、朝6時に起きる」「24時に寝て、朝8時に起きる」など、実に8時間くらい寝床で過ごしている高齢者が多いのです。

厚生労働省の「健康づくりのための睡眠指針2014」では、適切な睡眠時間の目安は、65歳で6時間とされています。ということは、8時間は明らかに寝すぎです。**寝床に長くいすぎて眠りが浅くなっている**ので、睡眠時間を短く圧縮することによって、ぐっすり眠れるようになるわけです。

これは「睡眠時間制限法」と呼ばれ、不眠治療の現場でも使われている方法です。遅寝早起きを心がけ、眠りの質を高めていきましょう。

ストレスで眠れないとき

5-1

眠れないときは頭を冷やす！

イライラして眠れない、考えすぎで眠れない。

そんなときは**頭を冷やして、脳の温度を下げましょう**。

お惣菜やスイーツを買ったときについてくる保冷剤を使って冷やすのが手軽です。小さい保冷剤を3～4個冷蔵庫で冷やしておき、ハンカチに包んでおでこか後頭部に当てます。キンキンに冷えていると逆効果なので、ひんやり気持ちいいくらいに調整しましょう。

前頭部を冷やすことによって寝つきが早まったというアメリカの研究報告があります。これは**脳の代謝を減速させることによる作用**で、不眠症の人でも寝つくまでの時

これに効く！

睡眠不足　目覚め
体温調整　リズム調整
環境　リラックス
脳と心の元気　体質改善

保冷パックの作り方

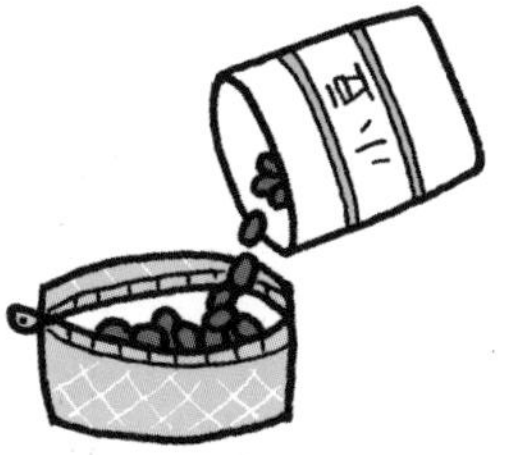

1

小豆250gをファスナーつきの小袋
(17cm×13cm程度)に入れ、閉じる

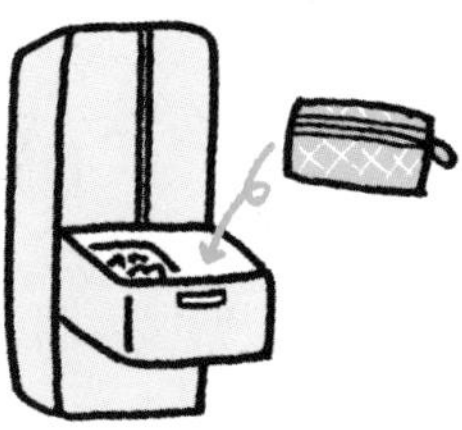

2

冷凍庫で冷やしておく

間が平均13分短縮されたそうです。

ひと手間かかりますが、オススメは小豆です。小豆は水分を15パーセントほど含んでいるため、冷凍庫で冷やしておくと、ちょうどいい保冷効果が20分ほど持続するのです。

私が使っているのは、スーパーで買った小豆を、100円均一で買った小袋に入れた保冷パックです。サイズ感も、厚みも、ちょうどいいくらいです。冷凍庫で冷やしておいて、**就寝時に枕の中央に置いて後頭部に当てます。**

ひんやり気持ちよくて、脳がクールダウンされます。一年中使えるので、オススメです。

ストレスで眠れないとき
5-2

悩める自分の写真を眺める

これに効く！

悩みごとで眠れない。
そんなとき、**悩んでいる自分を俯瞰できると、心が軽くなります。**

思いっきり悩んでいるポーズをして、その自分を写真に撮りましょう。
そして、画面の中の悩んでいる自分を、肩の力を抜いてぼんやり眺めます。
「自分が悩んでいる」という意識から、「悩んでいる自分がいるなぁ」と、映っている自分がだんだん他人のように見えてきたら、心が軽くなってきたことに気づくはずです。

同じできごとが起こっても、深刻に悩む人と、たいして気にとめない人、まったく気にしない人がいるのはなぜでしょうか。

それは、**悩みができごとそのものにあるのではなく、それに対する自分の反応にあるから**です。

頭ではわかっていても、反応をなくすことはできませんし、悩みも出てきます。

だから、こう考えてください。

悩みは、**今、たまたま自分にふりかかってきたできごと**です。

ずっと続くわけではありません。

悩んでいる渦中の自分を客観的に観察して、そこから早く抜け出しませんか。

自分を俯瞰している「もう一人の自分」へ、意識を移行してみてください。

悩みは小さく感じられ、スーっと眠りに入っていけるでしょう。

ストレスで眠れないとき
5-3

頭に「ん〜」を響かせる

ベッドに入って眠ろうとしたら、思考の連鎖が止まらない。
そんなときは、頭に「ん〜」という音を響かせましょう。

これは、ベッドの中でもかんたんにできる方法です。**目を閉じ、人差し指で両耳の穴をふさいで、「ん〜」と頭に響かせましょう。**鼻から息を細く長く吐きながら、ハミングするように軽くやるのがコツ。全身の力を抜いて、ゆっくりと息継ぎをしながら、1分間やってみてください。指を離した瞬間に、頭の中がシーンと静かになっています。
思考が浮かんできたら、また響かせましょう。同室にパートナーがいる場合は、心の中で音を響かせてみてください。

これに効く！

睡眠不足　目覚め
体温調整　リズム調整
環境　リラックス
脳と心の元気　体質改善

頭に音を響かせる方法

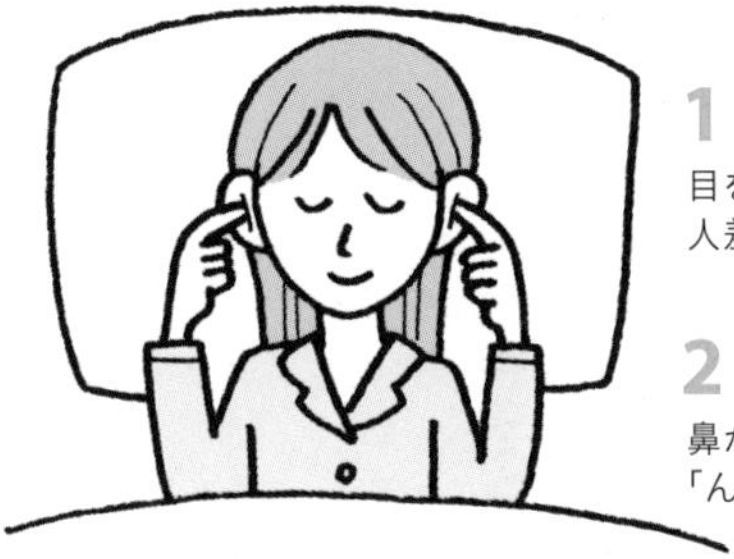

1

目を閉じ、
人差し指で耳をふさぐ

2

鼻から息を吐きながら
「ん～」と頭に響かせる

この方法は、ヨガのブラーマリー呼吸法（ハチの羽音の呼吸法）を、かんたんにアレンジしたもの。ヨガでは「ム～ン」と眉間に響かせるのですが、この音がハチの羽音に似ていることから名づけられたそうです。

精神的なリラックス効果もあるので、**プレゼン前など緊張しているときにもオススメ**です。

「明日のプレゼンは大丈夫だろうか」
「早く眠らないとマズイな」
「遅刻したら大変だ」

このような思考の連鎖が始まったら、「ん～」を響かせてみてください。

ストレスで眠れないとき 5-4

自然音&ゆったりリズムでリラックス

これに効く!

睡眠不足 目覚め 体温調整 リズム調整 環境 リラックス 脳と心の元気 体質改善

心を落ち着かせるには、リラクゼーション音楽の力を借りるのもいいでしょう。

就寝前の音楽の基本は、スローテンポで歌詞がないこと。

歌詞を聴くと言葉の理解をつかさどる脳の言語野《げんごや》が刺激されて、内容を考え始めてしまいます。

呼吸のリズムは音楽のリズムに同調するので、スローテンポの楽曲を聴くと、自然と呼吸がゆっくりと落ち着き、リラックスできます。

リラクゼーション音楽に自然音が多いのは、「1/fゆらぎ」信号が含まれているからです。「1/fゆらぎ」とは、適度な意外性と規則性がバランスよく調和したゆらぎのこと。波の音や川のせせらぎ、虫の音、雨の音、心臓の鼓動などに含まれていて、**人に快適感や癒やし効果を与える**といわれています。

自然音の中でも、私が好きなのは水の音です。川のせせらぎ音を聴いていると、脳の中の老廃物が洗い流されていくような感じがします。頭の中のモヤモヤがとれて、癒やされます。

長年愛され続けている、クラシックの名曲もオススメです。

リラックスを誘うα波のゆらぎ信号が含まれた名曲を、オルゴールCDで聴くのはいかがでしょうか。

ブラームスやショパンの子守唄、パッフェルベル「カノン」、バッハ「G線上のアリア」、ドビュッシー「月の光」など、美しいメロディで心を整えて眠りにつきましょう。

ストレスで眠れないとき

5-5

無理をして眠るのは逆効果

これに効く!

仕事の失敗や、親しい人との別れなど、精神的に大きなショックを受けて眠れない。そんな経験は、誰にでもあるでしょう。

実はこのような不眠は、悪いことではありません。**嫌な記憶を定着させないための、体の防御反応**だからです。

交通事故の映像をバーチャルリアリティーのシステムで再現した研究によると、その日の夜に徹夜した人は、数日で事故によるストレスが落ち着いたそうです。

一方、十分に眠った人は10日後になっても、似たような車の画像を見ただけで、恐怖感や手に汗をかくなどのストレス反応が続きました。

つまり、**危機的なできごとに続いて起こる不眠は、その記憶を定着させないための自然な反応**だと考えられます。

このことを知らないでいると、何日か眠れない日が続いたとき、「今日も眠れないかもしれない」という不安によるストレスから、さらに眠れなくなってしまうことがあります。

すると、何とか眠りたいあまりに、早めに床についてしまうことが多いのです。

眠くないのに布団に入るのは逆効果です。

なぜなら、「寝床＝眠れない恐怖の場」として、脳に刷り込まれてしまうからです。

この不眠は一過性のものだと知り、眠気がきたタイミングで寝床に入るようにしましょう。

ストレスで
眠れないとき
5-6

ストレスと金縛り

これに効く！

睡眠不足　目覚め　体温調整　リズム調整　環境　リラックス　脳と心の元気　体質改善

意識があるのに体が動かない！
そんな恐怖の金縛り現象は、霊のしわざではなく、ストレスと関係しています。

金縛りは、医学的には「睡眠麻痺」と呼ばれ、レム睡眠とかかわりがあります。

眠りは、体の眠りのレム睡眠と、脳の眠りのノンレム睡眠に分かれます。レム睡眠中の脳は活発に動いていて、夢を見ながら記憶を整理しています。その夢と同じ行動を実際にしてしまうと危険なので、レム睡眠中には体の力が入らないという特徴があります。舌の筋肉もゆるむので、息苦しさを感じます。

呼吸、脈拍、血圧が乱れることから、レム睡眠は「自律神経の嵐」とも呼ばれています。健康な睡眠はノンレム睡眠から始まりますが、ストレスや筋肉疲労、不規則な生活などが影響して、まれにレム睡眠から始まることがあります。

これが金縛りの正体です。

金縛りは旅行中や出張中に起こりやすいといわれています。**移動で体は疲れているのに、慣れない環境のストレスで、脳が興奮していることが**影響するからです。

また、明け方も金縛りが起こりやすい時間帯です。とくに二度寝をしたときに、起こりやすいといわれています。

金縛りは心霊現象ではありませんので、安心してください。

しばらくするととけるので、ゆっくり呼吸をして気持ちを落ち着かせましょう。

ちなみに、あお向けは気道が狭くなるため、金縛りになりやすくなります。

金縛りによくなる人は、横向きで眠るようにしましょう。

体の緊張をほぐしたいとき
6-1

寝る前1分！究極の快眠ストレッチ

これに効く！

パソコン作業が多く、移動中はずっとスマートフォンの操作。気づくと背中が丸くなっている。そんな経験はありませんか。

姿勢を悪くする要素は、それだけではありません。人は、ストレスがかかると身を守ろうとして、さらに背中が丸くなってしまうものです。

寝る前には**姿勢をリセットし、睡眠中の血液やリンパの流れをよくしましょう**。

ぜひオススメしたいのが、寝る前の1分でできる「三橋式快眠ストレッチ」です。84～85ページの手順にそって、ストレッチをしてみてください。凝り固まっていた背中がほぐれ、背中全体が布団に接するようになります。

すると、体の重さが布団にきちんと分散され、リラックスできるのです。

「三橋式快眠ストレッチ」の効果

- 胸が開き、呼吸が深くなる
- 背中全体が布団に密着してリラックスできるため、寝つきがよくなり、快眠できる
- 姿勢がよくなる（低い枕が合うようになる）
- 肩まわりがゆるんで、寝返りしやすくなる
- 筋肉のこわばりがとれ、体液の流れがよくなって疲労が回復する

たった1分でこれだけの効果があります。

腕まわしが面倒なときは、85ページの3を省略して、クッションの上に寝ているだけでOKです。

毎日の習慣として、今晩から始めてみてください。

三橋式快眠ストレッチ

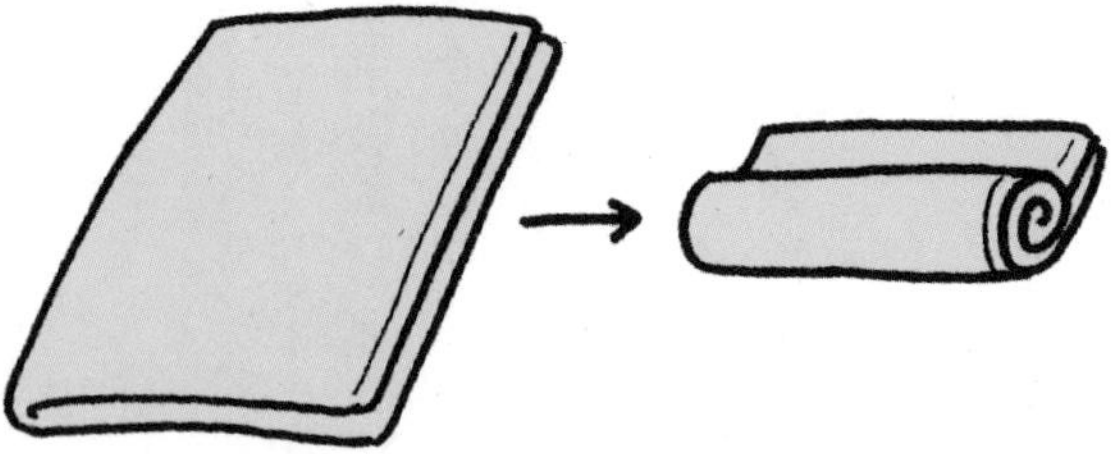

1 バスタオルを４つ折りにする。
それをクルクル丸め、高さ10cm以上の筒状にする。
※厚みが足りなければ、バスタオルを２枚重ねて作る
※クッションやストレッチポールを使ってもOK

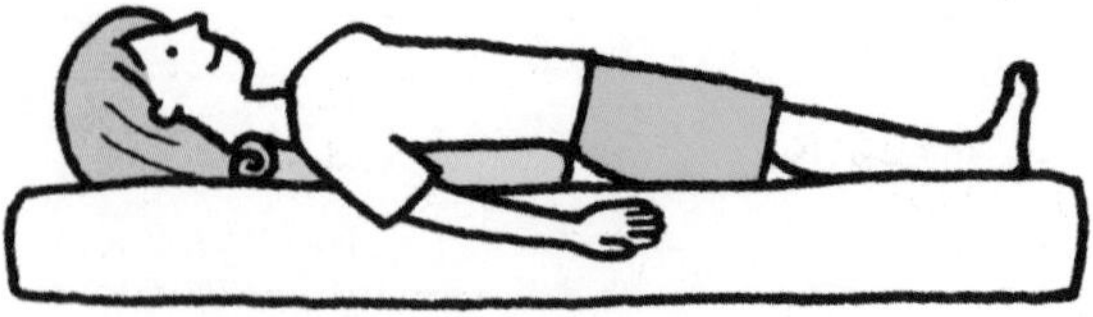

2 あお向けで横たわり、背骨に沿うようにバスタオルを当て、
頭は床につける。苦しければ低めの枕を置く。そしてひと呼吸

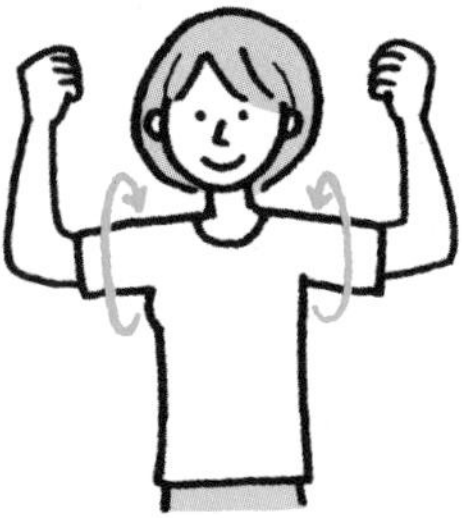

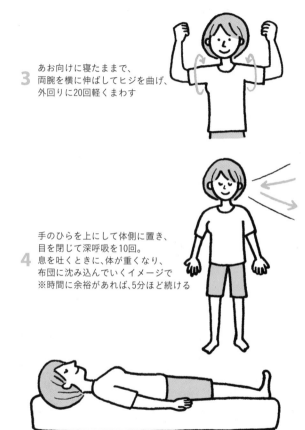

3 あお向けに寝たままで、
両腕を横に伸ばしてヒジを曲げ、
外回りに20回軽くまわす

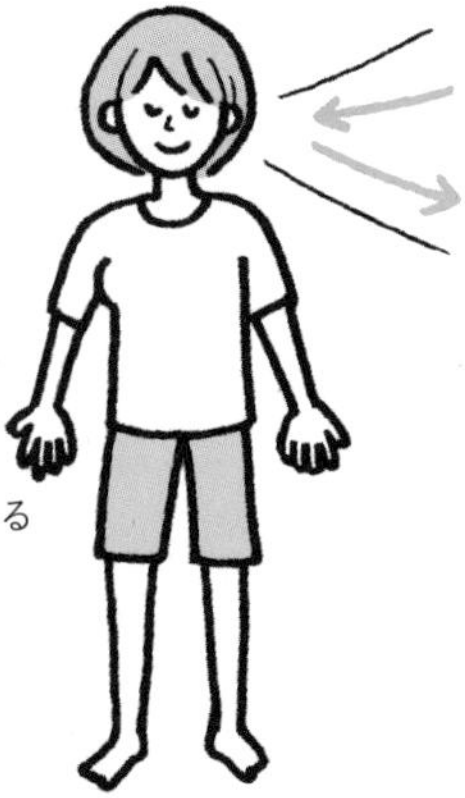

4 手のひらを上にして体側に置き、
目を閉じて深呼吸を10回。
息を吐くときに、体が重くなり、
布団に沈み込んでいくイメージで
※時間に余裕があれば、5分ほど続ける

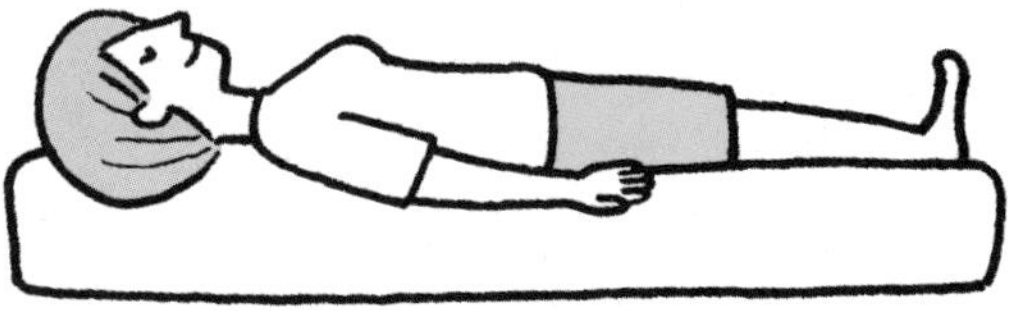

5 バスタオルを外すと、背中が布団に吸いつくような感覚になる。
全身がリラックスしているので、そのまま眠る

体の緊張をほぐしたいとき

6-2

タオル1本！かんたんストレッチ

これに効く！

人間関係、気候の変化、仕事など、毎日ストレスにさらされている私たちの体は、こわばり、硬くなっています。

とくに**肩甲骨《けんこうこつ》まわりの筋肉が凝っていると、睡眠中に寝返りがうちにくくなり、せっかく寝ても疲れがとれません**。寝返りは、自分で体のゆがみを補整するための動きなので、それができなくなると、血流も滞りがちになってしまいます。

これから紹介するのは、フェイスタオルを使ったストレッチ。

3つのステップでかんたんに全身の血行をよくすることができるので、体の疲れを感じたときに試してみてください。

かんたんストレッチ

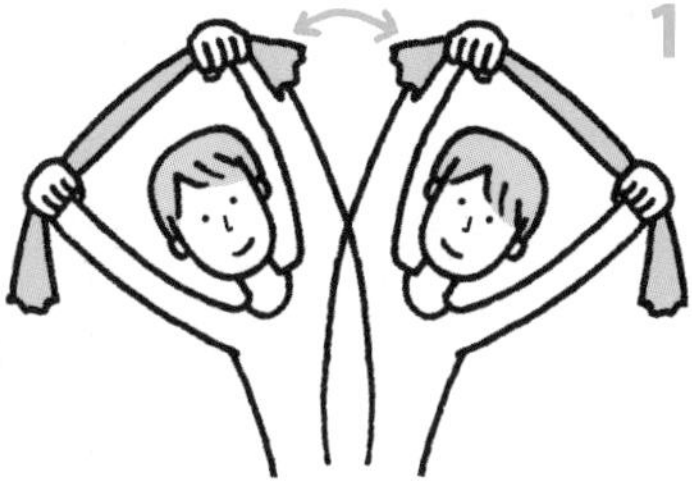

1 体の側面を伸ばす

足を肩幅に開き、フェイスタオルを肩幅の広さに握る。両手を高く上げ、息を吐きながら体を左右にゆっくり倒す

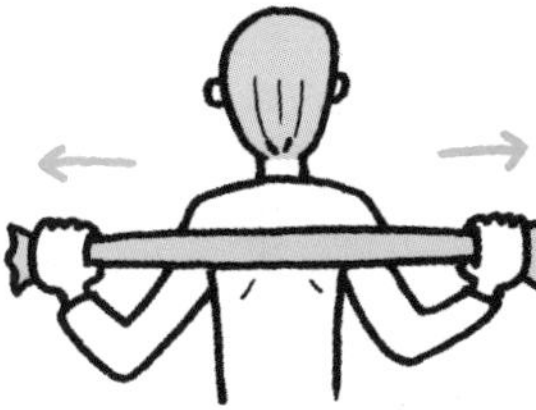

2 肩甲骨を中心に寄せる

タオルの両端を持って両手を上げる。ヒジを曲げながら背中側に腕を下ろし、10秒ほど左右にタオルを引っぱる

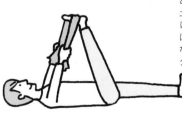

3 脚の裏側を伸ばす

あお向けになり、右足の土踏まずにタオルをかけて天井に向かって伸ばす。脚の裏側を伸ばしながら体幹に向かってタオルを引き寄せる

体の緊張をほぐしたいとき
6-3

全身の力を抜く 筋《き》弛《し》緩《かん》法《ほう》

これに効く!

睡眠不足
目覚め
体温調整
リズム調整
環境
リラックス
脳と心の元気
体質改善

体のさまざまな部位に、**いったん力を入れて緊張させ、一気に脱力**する。

これを繰り返し、全身の力を抜いていく「筋弛《きんし》緩法《かんほう》」は、医療の現場でも使われているリラックス方法です。

イスに座ってでも、ベッドで横たわってでも、やりやすい方法で試してください。

筋弛緩法のポイントは3つあります。

1 8割程度の力を入れる（5～10秒）
2 ストンと力を抜く（10～20秒）
3 力を入れた状態と、力を抜いた状態を味わう

食後は避け、目を閉じて行いましょう。

筋弛緩法

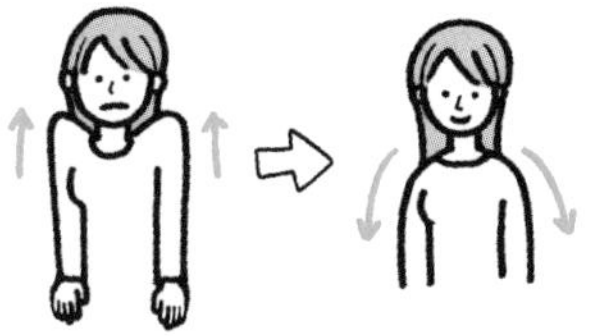

1 両肩を耳につけるように上に持ち上げ、ストンと脱力する

2 こぶしを握ってヒジを曲げ、脇をしめながら両腕に力を入れてストンと脱力する。マリオネットの糸が切れるイメージで、肩や頭がダラリと下がり、背中が丸くなるようにする

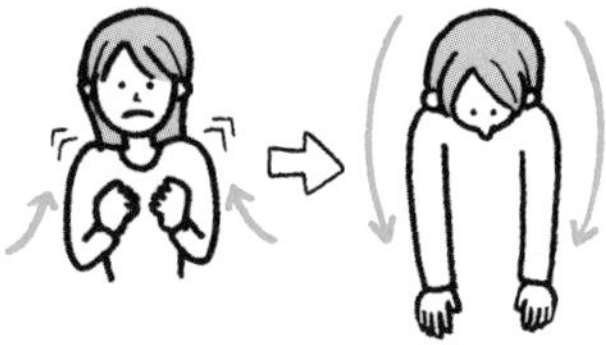

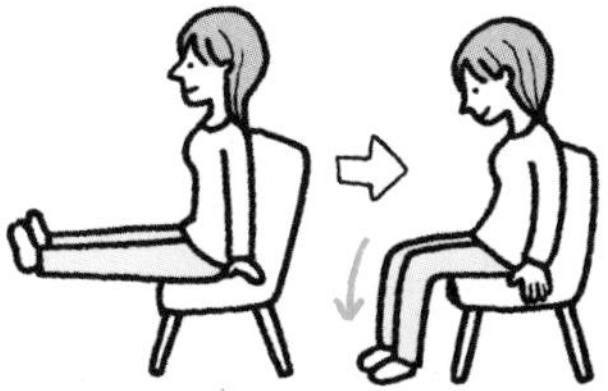

3 両足を床と平行に上げ、つま先を天井に向ける。かかとを押し出すように力を入れ、お尻にも力を入れたら、ストンと脱力する

4 最後は、全身(両腕、両足、胸、首、顔)に力を入れて、ストンと脱力する

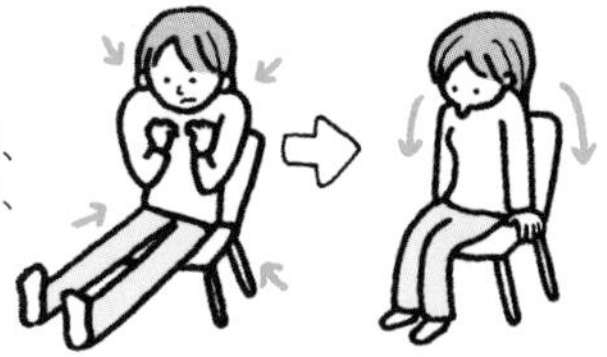

緊張が強い人は、手足や顔がポカポカしてくるまで繰り返す

リラックスして眠りたいとき

7-1

あごと目の奥の力をゆるめる

これに効く！

睡眠不足　目覚め　体温調整　リズム調整　環境　リラックス　脳と心の元気　体質改善

眠りの基本はリラックス。にもかかわらず、常にストレスにさらされている現代人は、歯を食いしばったり、肩に力が入ったり、胸が縮んだりして、上半身に力が入っているものです。

眠るときは、体の**すみずみまでていねいに意識を向け、体をゆるめましょう**。

ベッドに横たわったら、まず、あごの力を抜きます。

力を抜いてはじめて、無意識にあごに力が入っていたことに気づくはずです。

奥歯を噛みしめると硬くなる咬筋《こうきん》は、ものを噛むとき以外にも、精神的緊張によって収縮するので、あごの力を抜くだけでリラックスできるのです。

次に、眼球の奥の力を抜きます。

パソコンやスマートフォンなど近くのものを見ることが多い私たちですが、一点を長く見ていると外眼筋《がいがんきん》が緊張します。眼球を上下左右に動かす6本の外眼筋を束ねているところが、眼球の奥の総腱輪《そうけんりん》と呼ばれる部位です。

目の奥の力を抜いて、目の筋肉全体をゆるめましょう。ストレスがかかると上半身に力が入るので、この2カ所をゆるめるだけで、かなり緊張がとけるはずです。

さらに続けて、**つま先から頭部に向かって、細かく意識を向けながら力を抜いていきましょう。**

息をゆっくり吐きながら、つま先、かかと、足首、ふくらはぎ、ヒザ、太ももと、1カ所ずつていねいに力を抜きます。

首のあたりまで意識をしたときには、すでに眠りに落ちているかもしれません。

リラックスして眠りたいとき

7-2

左の鼻の通りをよくする

右の鼻の穴と、左の鼻の穴、片方ずつ押さえて呼吸をしてみてください。
もし、左の鼻の通りが悪ければ、体が緊張しています。

ヨガでは、右の鼻での呼吸は交感神経、左の鼻での呼吸は副交感神経を優位にするといわれています。眠るときは片鼻《かたはな》呼吸《こきゅう》をして、鼻の通りをよくしましょう。
自律神経を整えて心を安定させ、顔の血流も活性化する呼吸法です。

ちなみに、鼻が詰まっているときに頭がぼんやりするのは、脳に十分な酸素が行き届いていないからです。
片鼻呼吸で脳に十分な酸素を送り込み、リラックスして深い眠りにつきましょう。

これに効く！

睡眠不足　目覚め
体温調整　リズム調整
環境　リラックス
脳と心の元気　体質改善

心を安定させる片鼻呼吸

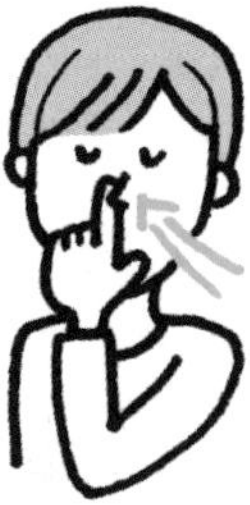

1 左鼻から息を吸う

左手の人差し指で右鼻を押さえて、左鼻からゆっくり４秒かけて息を吸い込む。反対の手でもOK

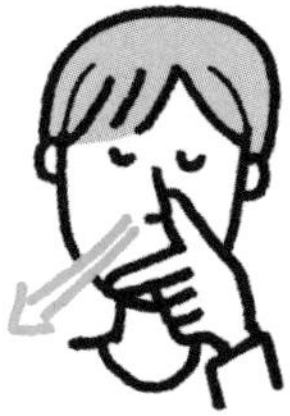

2 右鼻から息を吐く

左手親指で左鼻を押さえて、右鼻からゆっくり４秒かけて息を吐く。しっかりと吐き切るようにする

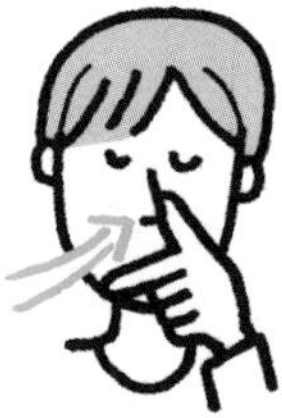

3 右鼻から息を吸う

しっかり吐き切ったら左手親指で左鼻を押さえて、右鼻からたっぷりと息を吸い込む

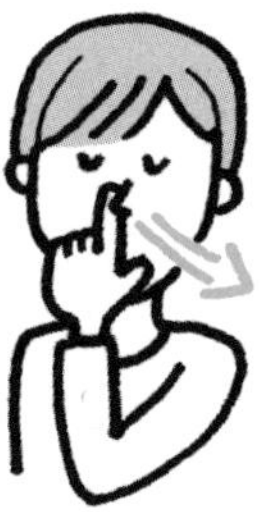

4 左鼻から息を吐く

左手人差し指で右鼻を押さえて、左鼻から吐き切るようにする

リラックスして眠りたいとき

7-3

目・首・腰を温める

これに効く!

睡眠不足　目覚め　体温調整　リズム調整　環境　リラックス　脳と心の元気　体質改善

最近、目のまわりを温めるアイマスクが人気です。

目を温めると疲れがとれ、全身をリラックスさせることができるからです。

眼球を動かす動眼《どうがん》神経《しんけい》は副交感性の神経なので、**目を温めると副交感神経のスイッチが入り、リラックスモードになります**。目を温めてしばらくすると、血管が開き、手足が温かくなってきます。このようなリラックスポイントは、ほかにもあります。

目もと　パソコン、スマートフォンの操作などで、目が疲れているときに

首の後ろ　首や肩の疲れがたまっているときに

腰(仙骨)　立ち仕事や運動で疲れているときに

背骨　ストレスで疲れているときに

ホットパックの作り方

用意するもの

●玄米…120g　●いりぬか…100g　●天然塩…30g　●トウガラシ…1本

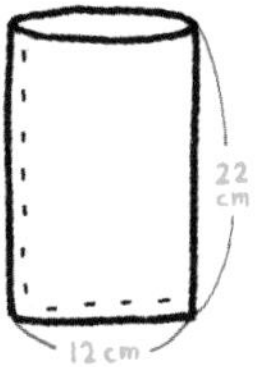

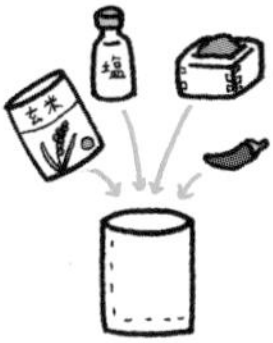

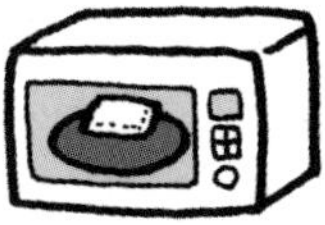

1 目が細かい綿生地を二重にして、22×12cmくらいの袋を作り、材料をすべて入れて縫う

2 600Wの電子レンジで、1個60秒くらい温める。平らにし、加熱しすぎないように注意する

お腹

落ち込んでいるとき、生理痛のときに

複数の部位を同時に温めてもいいですし、70ページのように頭を冷やす快眠法と組み合わせても効果的です。

アイマスクを買わなくても、リラックスポイントを温めるホットパックは、タオルと電子レンジがあれば誰でも作れます。電子レンジで温めた蒸しタオルをポリ袋に入れて、気になる部位を温めるだけです。

上で紹介しているのは、私のオススメのホットパックの作り方。繰り返し使えるので、3、4個用意しておくと便利です。

リラックスして眠りたいとき
7-4

手のひらで目を癒やす

これに効く！

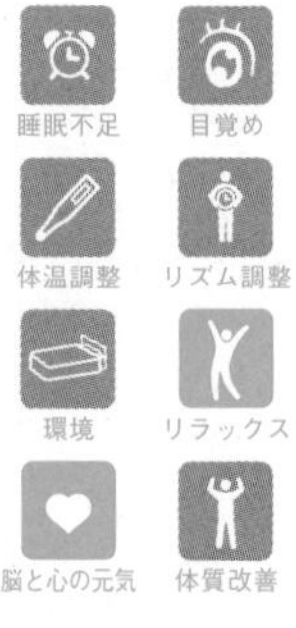

道具がなくても、目を温めることは可能です。**手のひらを1分目に当てればＯＫ。**ベッドの中でもかんたんにできます。

手をこすり合わせて温かくなった手のひらを、お椀のようにしてまぶたに当てます。そして、手のひらからのパワーを感じながら鼻から息を吸い、目の疲れや老廃物を出すイメージを描きながら、口から息を吐きます。

星空をイメージしながら行いましょう。

これはヨガの「照《しょう》気《き》法《ほう》」というメソッドです。

オフィスでは長時間パソコンを見続け、移動中は携帯やスマートフォンに夢中になっている私たちは、遠くを見る時間が短くなっています。緊張が強い目もとを、照

手のひらで目を癒やす方法

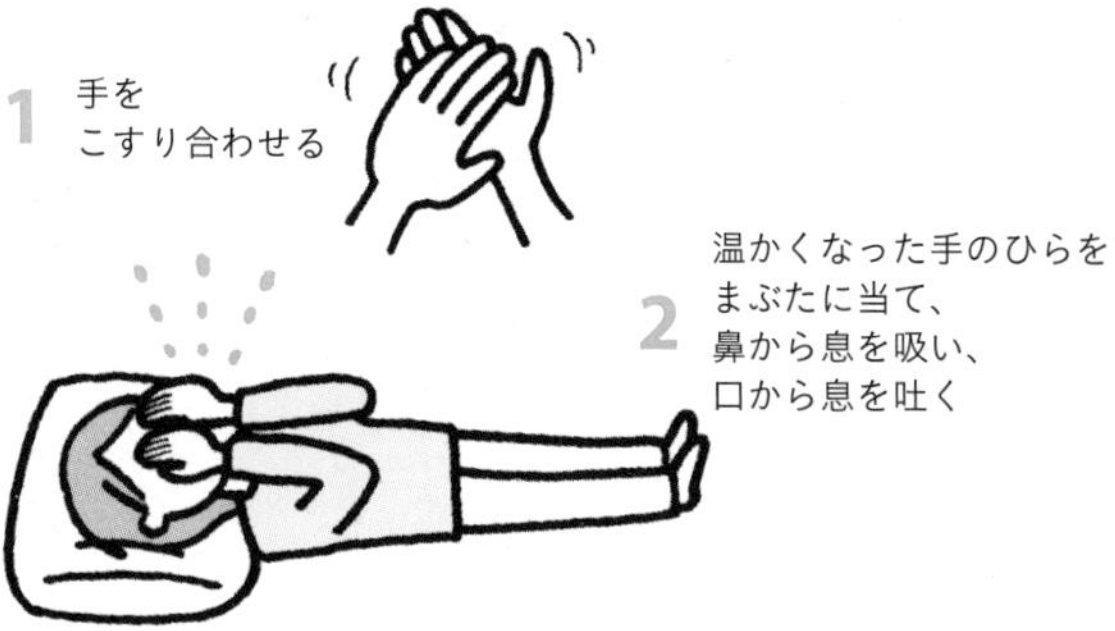
1
手を
こすり合わせる
2
温かくなった手のひらを
まぶたに当て、
鼻から息を吸い、
口から息を吐く

気法でゆるめましょう。

デスクワークの合間にも、1時間に1分ほど温めると、目がスッキリして軽くなります。運動不足だと筋肉が硬くなるのと同じで、目も運動不足になると、目のまわりの筋肉や視神経の血行が悪くなり、疲れ目、近視、ドライアイが進行します。

「目は露出した脳である」ともいわれるように、**目の疲れは脳の疲れに直結します**。

目を癒やせば脳もリラックスするので、気づいたときに目のケアを心がけてください。

リラックスして眠りたいとき
7-5

夜空の星を眺める

これに効く！

満天の星空を眺めているだけで快眠できる。

そんな事実が、家庭用プラネタリウム「ホームスター」（セガトイズ）を使った実験で証明されています。就寝前に使うことで、**寝つきがよくなること、眠りが深くなること、寝起きがよくなること**がわかっています。

とくに、ノンレム睡眠3〜4段階の深睡眠《しんすいみん》という深い眠りの時間が、平均30パーセントも伸びたといいます。

新陳代謝を高めて疲労回復を促す成長ホルモンは、深睡眠が合図となって分泌されるので、しっかりと疲れがとれ、寝起きがよくなったのでしょう。

睡眠は自律神経と連動していて、眠れないときは交感神経が優位になっています。こうしたとき、目の動きでリラックスモードの副交感神経に自然に切り替わるのが、星空です。

瞳孔の大きさは、視線を向ける対象との距離によって変わり、近くを見るときは大きくなり、遠くを見ると収縮します。加えて、緊張状態だと拡張して大きくなり、リラックスすると収縮して小さくなります。つまり、**遠くを見るだけで自然にリラックスできる**のです。

日中は、パソコンやスマートフォンなど、近くに視線を向けて緊張している私たち。夜になったら遠い宇宙の星空を眺めてみましょう。宇宙の大きさを感じると、自分の悩みごとも小さく感じられます。

星空を眺めて心身のストレスを解き放ち、リラックスしながら眠りにつきましょう。

リラックスして眠りたいとき
7-6

リラックスドリンクで癒やされる

これに効く！

古くから人々に親しまれているハーブティー。

そのほとんどがノンカフェインなので、寝る前でも安心して飲むことができます。

味を楽しむだけなく、実は立ちのぼる香りも重要な働きをします。

味と香りの両面から作用するという点から、広い意味でのアロマテラピーといえるでしょう。

さまざまな種類が売られていますが、リラックス系で飲みやすいのはカモミール。マーマレードを入れるとオレンジの香りが広がって、さらに美味しくなります。牛乳を加えて、カモミールミルクティーにするのもオススメです。

夏はカモミールにペパーミントやレモングラスを少量加えると、さわやかさを感じながらリラックスできます。

そのほか、ラベンダーやリンデン、セントジョーンズワート、ローズなどが、リラックス系のハーブティーです。ご自分の好みの味と香りのものを選んでください。


コーヒーが好きな人には、穀物コーヒーやタンポポコーヒーがオススメです。

穀物コーヒーとは、大麦やライ麦、チコリなどの穀物を焙煎して粉末にしたコーヒー風味の飲料。タンポポコーヒーは、焙煎したタンポポの根から作られます。

どちらも**体を温める作用が期待できるうえ、ノンカフェインなので、おやすみ前にピッタリ**です。


そのほか、そば茶や麦茶もノンカフェインです。シンプルに白湯を飲むのもいいでしょう。体温より少し温かい白湯をゆっくり飲むと、内臓機能が回復するといわれています。ストレスで体調がすぐれないときに試してみてください。

リラックスして
眠りたいとき
7-7

言葉のパワーで眠る

これに効く!

睡眠不足　目覚め
体温調整　リズム調整
環境　リラックス
脳と心の元気　体質改善

眠れないときは羊を数える。

昔から伝えられているこの方法、実は日本語で数えても効果は期待できません。

英語で「one sheep」と言うとき、自然に「シー」とゆっくり息を吐くことになるため、心が落ち着き、力が抜けていきます。日本語ではどうかというと、「ヒツジがいっぴき」と息が詰まってしまい、いつまでたってもリラックスできません。

アメリカの研究で、**くつろぎをイメージする「言葉」を思い浮かべると、ぐっすり眠れる**という報告があります。

「休息」「リラックス」「気持ちいい」「穏やか」という、睡眠に関連するくつろぎワードを目にしただけで、被験者のうち47パーセントが、普通の言葉を目にしたときと比べて、より長い時間眠ることができたそうです。

さらに研究を進めていったところ、**休息と関連する言葉によって、寝つきがよくなる**こともわかりました。これらの言葉を付箋に書いて、就寝前に目につくところに貼っておくといいそうです。

私のオススメは、幸せワードを心の中で繰り返すこと。

「うれしい」「気持ちいい」「心地いい」「幸せ」「満たされている」など、自分の気分にピッタリくる言葉を3～5つ選んでみてください。

不思議と、本当に言葉のような状態になって、心地よく眠ることができます。

このときのポイントは、言葉をありありとイメージしながら、その感覚を体で味わうことです。

幸福感に満たされながら、眠りに入っていきましょう。

リラックスして眠りたいとき
7-8

涙で心を浄化する

これに効く！

睡眠不足　目覚め
体温調整　リズム調整
環境　リラックス
脳と心の元気　体質改善

リラックスしたい人にオススメなのは、感動の涙を流すことです。**号泣すると心が軽くなるように、涙にはリラックス効果**があります。

インターネットで、「泣ける話」「泣ける映画」「泣けるスピーチ」「泣けるスポーツ」と検索すると、心に刺さるエピソードが出てくるはずです。他人の目を気にすることなく、自分の世界に入り込んで泣いてみましょう。

思いきり**涙を流しながら、抑圧していた感情を解放することで、人は癒やされていきます**。

うれしいことであれ、悲しいことであれ、ストレスが過剰になると交感神経の働きで血圧が上昇して、目が潤みます。

その後、緊張がゆるんで副交感神経に切り替わり、涙があふれ出るのです。

つまり**涙は、リラックスのスイッチ**。たくさん涙を流すほどストレスが解消され、心の混乱や怒りが改善されていきます。

泣くことで免疫力が高まることもわかっています。さらに、笑うことと同じように、ストレスを解消する働きもあります。

我慢して、頑張って、つらくてもつらいと口にしにくい今の時代。イライラしているときや、落ち込んでいるとき、悲しいときは、涙を流しましょう。能動的に泣くことでストレス解消をはかる「涙活《るいかつ》」にも注目が集まっています。

心をリセットして、やさしい気持ちで眠りにつきましょう。

リラックスして眠りたいとき

7-9 寝ながら瞑想 基本の呼吸編

今、欧米のビジネスパーソンの間で「瞑想」が注目されています。

疲労回復や集中力・想像力が高まるとして、グーグルやインテルなどでも導入されているほどです。

世界中には数多くの瞑想の手法がありますが、呼吸を意識するだけというのが、いちばん初歩的な瞑想です。

横になって行うと、すぐに眠くなるはずです。

誰でもできるので、ぜひやってみましょう。

これに効く！

睡眠不足　目覚め
体温調整　リズム調整
環境　リラックス
脳と心の元気　体質改善

基本の瞑想のやり方

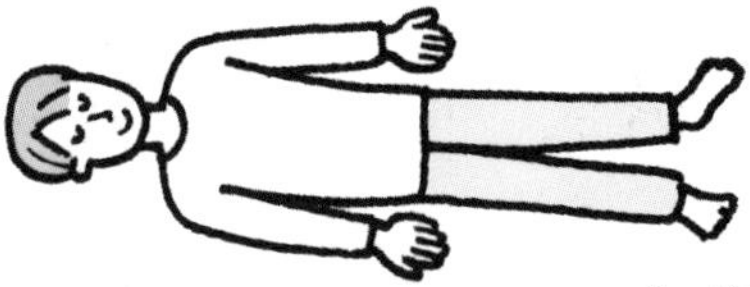

1

ベッドであお向けになり、両足を肩幅くらいに開く

手のひらを天井に向けて、腰から少し離す

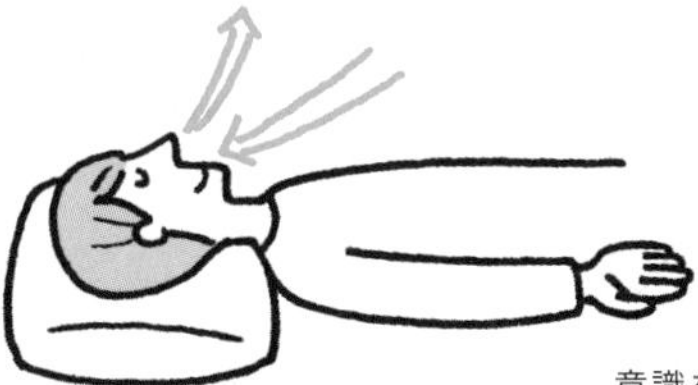

2

意識を眉間に集中し、静かにゆっくり深呼吸をする

吐く息に意識を向け、吸う息は自然に入るままに任せる

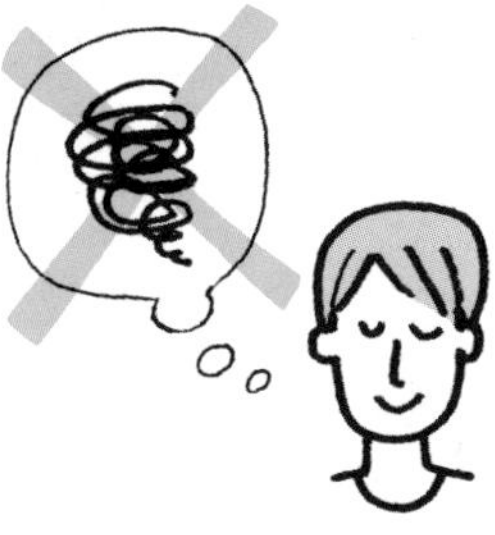

3

ゆっくり呼吸をしながら、呼吸だけに意識を向ける。
ほかのことが頭に浮かんできたら、意識を呼吸に戻す

静かなマインドで、そのまま眠りに入る

リラックスして眠りたいとき

7-10

寝ながら瞑想 応用の宇宙編

短時間で疲れをとりたい。そんな人にオススメなのは、宇宙と一体になる瞑想です。自分が宇宙の一部であるという小さな意識から、自分が宇宙であるという大きな意識に移行していく瞑想法です。

宇宙のエネルギーを自分の体に充満させましょう。

この瞑想法を音楽に乗せながら言葉でガイドする、三橋美穂監修・ナレーションのCD『快眠メディテーション』（デラ）も発売されています。1曲目が目覚めのガイド、2曲目は昼寝の音楽、3曲目がこの瞑想です。セミナーで行うと、不眠で悩んでいる人も眠ってしまうことがあります。ぜひ活用してみてください。

これに効く！

宇宙を感じる瞑想のやり方

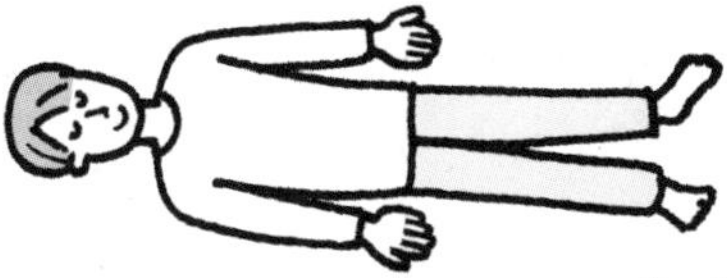

1 ベッドであお向けになり、両足を肩幅くらいに開く。手のひらを天井に向けて、腰から少し離す

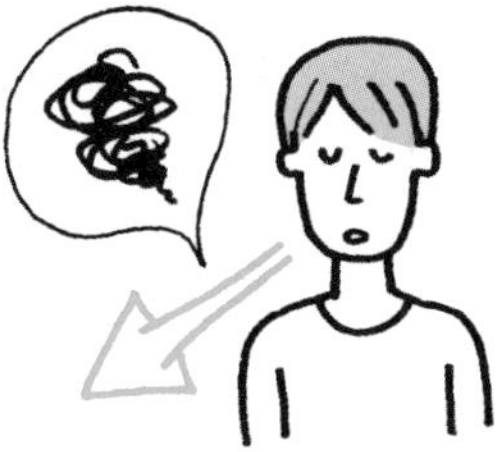

2 意識は眉間に集中し、静かにゆっくり深呼吸をする。頭に浮かぶ思考や感情は、吐く息と一緒に外に出す

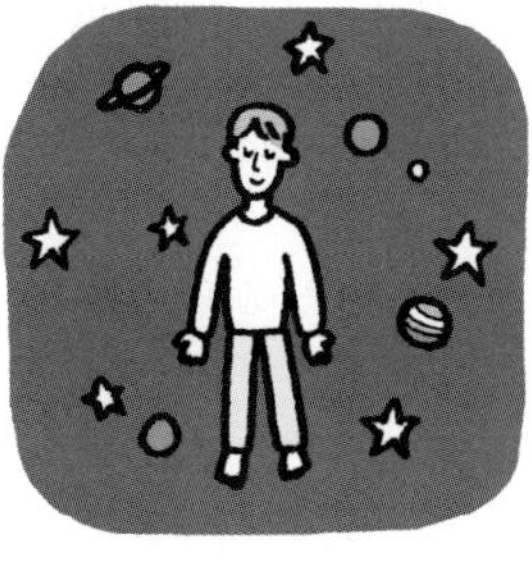

3 頭の中が静かになったら、キラキラ輝く純白の光で体が満たされるイメージを描く。光が部屋、街、世界、宇宙にまで拡大するところを想像する。宇宙と一体である自分を感じながら、そのまま眠りにつく

不規則な生活で眠るとき

8-1

不規則な生活にはアンカースリープ

これに効く！

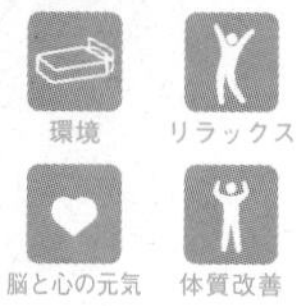

「昨日は2時にベッドに入りましたが、いつもは23時には寝ています」

裁量労働制やフレックスタイムなど働き方が多様化するなか、睡眠のリズムを一定に保てない人が増えています。

不規則な生活が続くと、睡眠時間や眠るタイミングがまちまちになって、体内時計が乱れます。その影響を最小限に抑える方法が、アンカースリープです。

アンカーとは、「いかりを下ろす」という意味。必要な睡眠時間の半分は決まった時間に眠って、生体リズムを乱さないようにすることです。

自分にとって最適な睡眠時間が7時間の場合、その半分の3時間半は毎日決まった

アンカースリープとアンカーミールの例

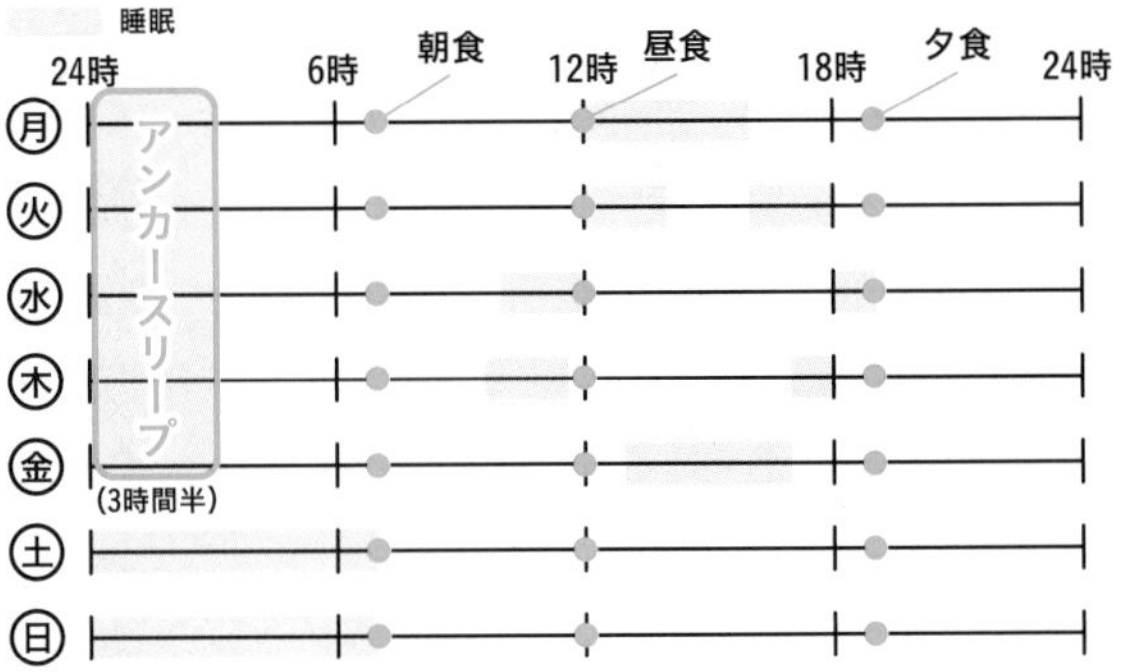

時間にとり、残りの3時間半は眠れるときに眠りましょう。

また、固定する**コアタイムを24時～4時の間にすると、体の機能低下を最小限に抑えることができます。**

朝昼晩の食事の時間を固定することをアンカーミールといい、アンカースリープと一緒に行うと、さらに効果的です。

忙しいときは、このアンカースリープ&ミールで乗りきりましょう。ただし、アンカースリープは体に負担がかかる眠り方なので、2週間が限度。できるだけコアタイムを長くするように心がけましょう。

不規則な生活で眠るとき

8-2

今日は徹夜!わかったときの対処法

これに効く!

睡眠不足　目覚め
体温調整　リズム調整
環境　リラックス
脳と心の元気　体質改善

明日の朝までに、どうしてもやるべきことがある。**徹夜を覚悟したときは、まず眠って脳の疲れを回復させましょう。**睡眠のいちばんの目的は大脳を休めることにあります。

不眠不休で働けば働くほど、パフォーマンスは下がります。寝ずに頑張って仕事をしても、起床の17時間後には血中アルコール濃度0・05パーセントと同等の作業効率まで低下することがわかっています。朝6時に起床した場合、23時頃の脳はほろ酔い状態になります。これは、日本酒を1合飲んだのと同じ。**夜、眠気が襲ってきたら、90分くらい眠りましょう。**快適な環境だと起きられなくなるので、ソファや床の上に横たわり、照明をつけた

徹夜のときの仮眠法

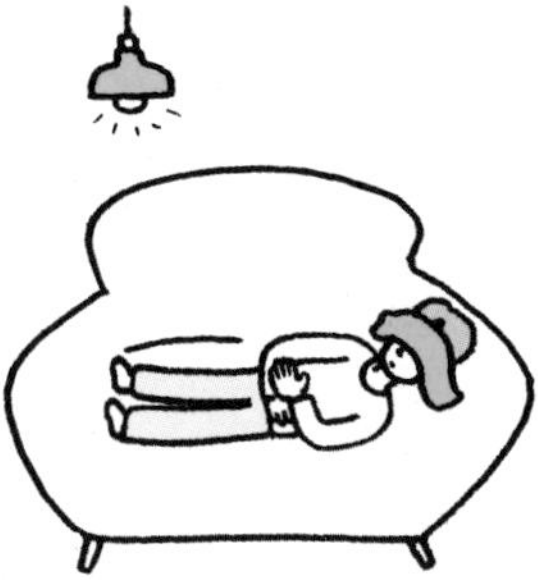

眠気が襲ってきたら90分

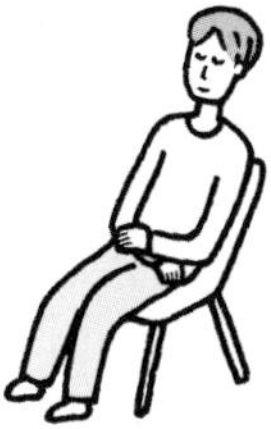

再び眠くなったら15分

ままにして、アイマスクやハンカチで目に当たる光の量を減らします。

仮眠後は冷たい風に当たったり、背伸びをして、残っている眠気をとばしましょう。

その後、仕事をしている途中でまた眠気がきたら、今度は15分の短い仮眠を、イスに座った姿勢でとるようにします。

眠気を我慢してコーヒーを飲んで起きているのは逆効果です。

カフェインの働きは、睡眠物質が睡眠中枢に働きかけるのをブロックするだけなので、疲れはたまり続けて能率は下がる一方。上手に仮眠をとることが、徹夜でも成果を上げる秘訣です。

不規則な生活で眠るとき

8-3

海外旅行の時差ボケ解消法

これに効く!

睡眠不足　目覚め
体温調整　リズム調整
環境　リラックス
脳と心の元気　体質改善

海外旅行中、時差ボケがなかったら初日から思う存分楽しめるのに……と、感じたことはありませんか。**時差ボケをしない秘訣は食事と光、機内での眠り方**にあります。

ハーバード大学の研究で、**16時間何も食べずに朝食をとると、一気に時差ボケを解消できる**ことがわかりました。朝食までの空腹時間が長いほど、体内時計のリセット力が働くしくみ（202ページ参照）を応用しているのです。

たとえば、東京を11時に出発し、ロンドン時間15時半に到着する、フライト時間にして12時間半の場合で考えてみます。

翌朝8時に朝食をとるなら、前日の16時以降は食べない、つまり着陸直後に夕食をとって翌朝まで何も食べなければ、それだけで時差ボケは解消できます。

空腹に耐えられそうになければ、機内ではできるだけ眠らないようにしましょう。睡眠は搭乗の前半だけにし、1~2時間程度に抑えるようにします。**現地時間の夜までの間に、しっかり眠気をためること**が大切です。

ホテルに着いたら軽い夕食をとり、ジョギングやウォーキングをして、体を動かしましょう。そして翌朝、太陽光をしっかり浴びれば、時差ボケは調整されます。

ニューヨーク行きの場合は、午前中に到着する便が多いので、現地時間に合わせて機内でしっかり眠りましょう。首と腰のすき間を埋めて姿勢を安定させるクッションや、アイマスクが役立ちます。

最近では、時差ボケ対策プランを提示する携帯アプリも開発されています。

太陽光を浴びるタイミングやカフェイン摂取のタイミング、就寝時間がひと目でわかるので便利です。

体に不調があるとき

9-1

イビキには舌まわし体操

50歳前後の女性で、最近イビキをかくようになった人は、これから紹介する**「舌まわし体操」で、舌の筋肉を鍛えましょう**。イビキをかいている間は、体内に取り込まれる酸素量が不足して眠りが浅くなるので、「たかがイビキ」と思わず対策をしてください。

口を軽く閉じた状態で、口のまわりを内側から、舌先でプッシュしながらゆっくりまわします。左まわり2回、右まわり2回を1セットとして、朝昼晩に各3セット以上行います。最初はすぐに疲れるので、徐々に増やしていきましょう。

実は、女性ホルモンのプロゲステロンが減ると、筋肉のハリがなくなり、気道が狭く

これに効く!

睡眠不足　目覚め
体温調整　リズム調整
環境　リラックス
脳と心の元気　体質改善

舌まわし体操

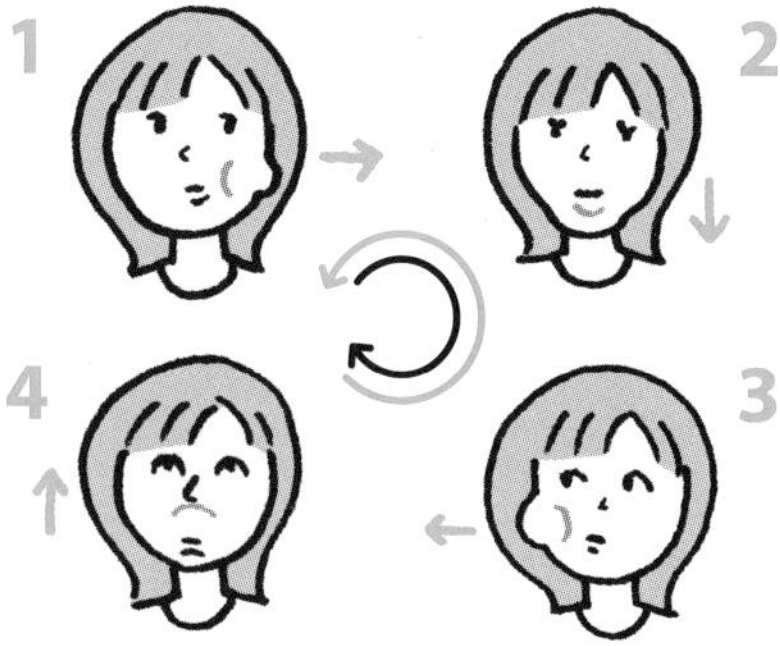

なります。太っているわけでもないのに、あごの下がたるんできたのも同じで、筋肉のハリが失われているから。**舌まわし体操は、早い人なら3日で顔が引き締まったことを実感**できます。

舌をまわすだけのかんたんな方法ですが、**イビキや2重あごのほかにも、ほうれい線や、顔のゆがみ**にも効果的。それによって、噛み合わせや頭痛も改善されます。だ液の分泌量も増えるため、口臭や歯周病予防にも役立つなど、さまざまな効果が期待できます。

慣れてきたら舌の回転に合わせ、眼球もまわしてみましょう。目のまわりの筋肉の緊張がとれ、疲れ目やドライアイの予防になります。

体に不調があるとき

9-2

ひどいイビキには妊婦のポーズ

これに効く!

睡眠不足　目覚め　体温調整　リズム調整　環境　リラックス　脳と心の元気　体質改善

イビキを軽減したいなら、横向きかうつ伏せの姿勢で眠りましょう。

太りぎみの人には、妊婦のポーズで寝ることをオススメします。

妊婦が妊娠後期にするのが「シムスの姿勢」です。

うつ伏せぎみの横向き寝で、下側の腕は背中側に、上になった腕は軽く曲げて胸側に沿わせ、上の足を曲げます。クッションを使って落ち着く姿勢を見つけましょう。

イビキは空気の通り道が狭くなって起こる現象です。**あお向けで寝ると重力で舌が喉の奥へ下がり、気道が狭くなるため、イビキをかきやすく**なります。

また、お酒を飲むと筋肉がゆるむので、イビキがひどくなる傾向にあります。ときどきかく軽いイビキなら、枕の高さを合わせることで治まるケースも多くあります。

横向きで寝るには、「背枕」も効果的。背中に枕をくくりつけると、あお向けで寝るのは苦しいので、自然に横向きになります。

ウエストバッグに衣類を詰めて、腰の位置にバッグがくるようにウエストに巻けば、背枕に近い効果が得られます。

夜間のイビキがひどく、睡眠時間は足りているはずなのに、起床時や日中の眠気が強い場合は、睡眠時無呼吸症候群の可能性も。早めに専門医で受診しましょう。

シムスの姿勢

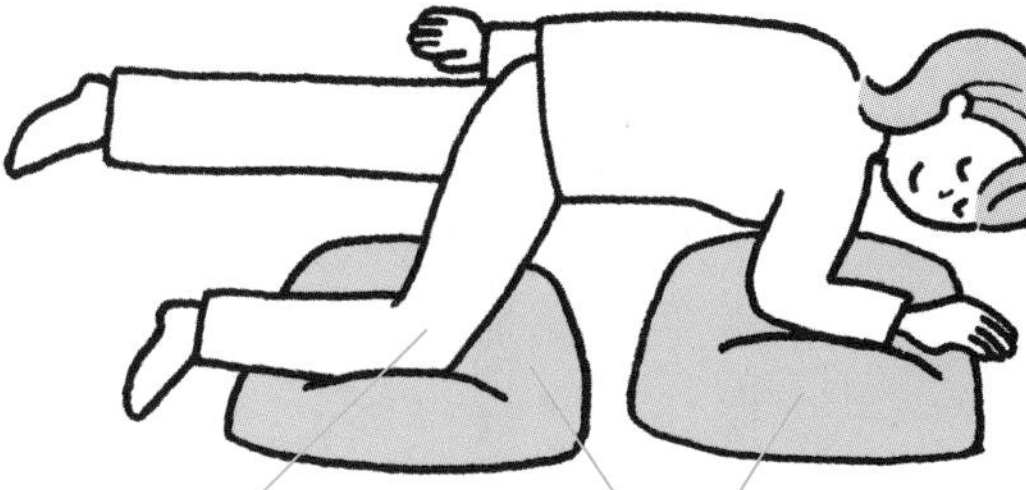

体に不調があるとき

9-3

足がつるときはレッグウォーマー

これに効く！

睡眠不足　目覚め　体温調整　リズム調整　環境　リラックス　脳と心の元気　体質改善

睡眠中にふくらはぎがつる「こむら返り」。

その痛みは、本当につらいものです。

こむら返りの主な原因は筋肉疲労、水分不足、冷えといわれています。

スポーツ後の筋肉疲労の場合は、お風呂でていねいにふくらはぎをマッサージしましょう。冬に足がつる原因が、冷えだということは理解しやすいと思いますが、実は夏場も同様です。夏でもレッグウォーマーをつけることをオススメします。

夏は短パンや半ズボンで寝ている人が多く、タオルケットをお腹にかけても足は出ています。

すると**明け方に気温や体温が下がったときにふくらはぎが冷えて、足がつってしまう**のです。
夏は睡眠中にたくさん汗をかくので、水分不足も重なります。

私の夏パジャマは、ガーゼ素材の長ズボンと長袖です。ずっと半袖でしたが、ヒジがカバーされていたほうが快適だと気がつきました。
夏でもパジャマは長ズボンにして、ふくらはぎを保温しましょう。短い丈のときには足が冷えないように、レッグウォーマーを着用してください。

冬に靴下をはいて寝る人がいますが、足先からの熱放散を妨げないためには、レッグウォーマーのほうがオススメです。靴下は、放熱のときの汗を吸って湿気を帯び、かえって足が冷えてしまうことがあります。
レッグウォーマーは、ゆるめで圧迫がないものを選びましょう。

体に不調があるとき

9-4

足を高くしてむくみを撃退

夕方になると、いつも足がパンパン！
夜になってもむくみが引かず、眠れない。
立ち仕事やデスクワークなど、同じ姿勢が長時間続く人に多い悩みです。

むくみの原因は、血液が心臓に戻りにくいことにあります。心臓から動脈を通って全身に送られた血液を、静脈から心臓に戻すという機能の低下です。
とくに女性や高齢者は筋肉量が少ないため、**筋肉のポンプ作用が弱くむくみやすくなります**。高齢になると、血液の逆流を防ぐ静脈弁の機能低下も重なります。

むくみの解決法は、足を高くして眠ること。クッションをふくらはぎの下に置いて

これに効く！

睡眠不足　目覚め
体温調整　リズム調整
環境　リラックス
脳と心の元気　体質改善

あお向けになり、15分くらいしてむくみが軽くなったら外しましょう。

なかなか引かないむくみの場合は、おやすみ用の着圧ソックスがオススメです。静脈の流れをサポートするように、足首の圧が強く、ヒザに向かって段階的に圧力が弱くなるよう作られています。おやすみ用は、日中用よりも全体的にゆるめのものが多く、放熱を妨げないように、つま先が開いていることが特徴です。


もうひとつ注目したいのは、足や背中を自動で起こす電動ベッドです。実はさまざまな体の不調をサポートしてくれる優れもの。足のむくみには脚部を上げ、腰痛にはヒザを曲げたり背中を起こすことで、痛みが軽減されます。ぜん息や逆流性食道炎、イビキも、背中を起こすと楽になります。

電動ベッドというと介護用というイメージがありますが、読書やテレビを見るときも快適です。

ベッドを買い替えるときは、候補のひとつとして検討してみてください。

体に不調があるとき
9-5

でっちり腰痛はタオル1枚で解消

これに効く！

睡眠不足　目覚め　体温調整　リズム調整　環境　リラックス　脳と心の元気　体質改善

ヒップがキュッと上がった女性の体型は、憧れの的。でも、眠るときにはひと苦労のはずです。ウエストとの凹凸が大きいため、腰が痛くなってしまうからです。

男性でも、お尻が背中より出てしまう「でっちり」体型のために腰痛になってしまう人は数多くいます。

そんな悩みがある人は、**フェイスタオルを使って、腰のすき間を埋めてから眠りましょう。**

フェイスタオルを縦長に3つ折りにし、寝返りをしても腰に当たるように、体に対して垂直に置きます。すき間の具合に合わせて、タオルの厚みを調整しましょう。

でっちり腰痛に効くタオル補整

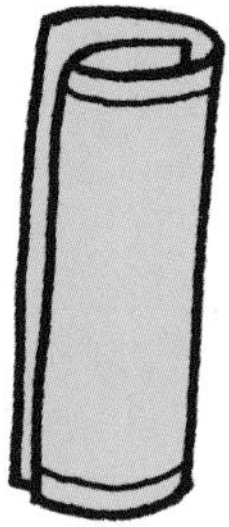

1

薄手のフェイスタオルを
縦に3つ折りにする

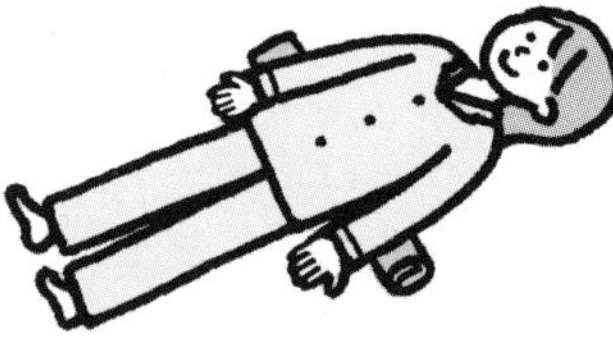

2

腰のすき間が埋まるように置き、
その上に横たわる

硬い敷き布団を使っていて腰に違和感がある人も、ぜひこの方法を試してみてください。緩和されるケースが多々あります。

薄手のタオルを使って、腰のサポートを感じるか感じないか程度に調整しましょう。

また、**腰痛はヒザの下にクッションを入れると、軽減される**ことがあります。

腰のアーチが伸びて、敷き布団とのすき間がなくなるからです。

腰痛のときは、横向きなど、いろいろな体勢を試して、痛みのないポジションを見つけてください。

第 3 章

気持ちよく眠れる環境を作るコツ

人生の３分の１は睡眠です。
どうせなら、気持ちのいい眠りにしましょう。
この章では、快適に眠るための
環境づくりのメソッドを紹介します。

着るものを替えて快眠する

10-1

パジャマに着替えて疲れをリセット!

これに効く!

睡眠不足　目覚め
体温調整　リズム調整
環境　リラックス
脳と心の元気　体質改善

水泳には水着、マラソンにはランニングウェアが最適なように、**睡眠に向いているのは部屋着ではなくパジャマ**です。

生地は、綿やシルク、オーガニックコットンを使った、スムースニットやガーゼなどがやわらかくてオススメです。夏は、肌に貼りつかない楊柳やサッカー、ダブルガーゼが快適です。

家に帰ったら時計やベルトを外したくなるように、**睡眠中の締めつけは少ないほうがリラックスできます**。新しく買ったパジャマのゴムが少しでもきゅうくつに感じたら、ゴムを入れ替えてください。細くてやわらかいゴムを二重に、腰から落ちない程度に調整するのがいいでしょう。

私も、部屋着のまま寝ていた時代がありました。しかしあるときパジャマを着て寝たら、翌朝体が軽くなっていたのです。部屋着の生地は布団との摩擦が大きいため、寝返りのときにかけ布団も一緒に動いてしまい、余分な力を使っていたのでしょう。**パジャマに替えたら、体だけがかけ布団の中で動く**ようになりました。

冬用のモコモコした部屋着は摩擦が大きいだけでなく、汗を吸わないので体温調整ができません。とくにパーカは最悪。首が疲れてしまいます。

睡眠の疲労回復効果を感じるためにも、パジャマを着ましょう。

パジャマ選びのチェックポイント

- □締めつけないか
- □吸湿性がいいか
- □肌ざわりがいいか
- □ゆったりしていて動いたときにつっぱり感がないか
- □寝返りをしたときに生地が巻き込まれないか

着るものを替えて快眠する

10-2

シルクのやさしさに包まれて眠る

これに効く!

睡眠不足　目覚め　体温調整　リズム調整　環境　リラックス　脳と心の元気　体質改善

キレイの味方、シルク。

シルクは**肌にやさしいだけでなく、睡眠にも適した素材**です。

眠り始めは深部体温を下げるために発汗量が多くなり、睡眠中はコップ1杯分の汗をかきます。**肌に直接触れるものは、吸湿性と放湿性に優れている**と快適です。

シルクの吸湿性は綿の1・5倍といわれ、さらに放湿性もよいので生地がベタつくことなく、いつでもサラッとしています。

熱帯のインドでも、極寒のシベリアでも、あらゆる気候の地域で、ほんの数ミリの繭のシェルターが中の蚕を守っています。このシルク特有の天然エアコン効果が、夏は涼しく、冬は温かいという特性をもたらし、0・5～1度もある睡眠中の体温変化をやさしくサポートしてくれるのです。

シルクは軽いため、睡眠中の寝返りが楽にできるほか、シルクのセリシンというタンパク質は人の肌成分と近いので、肌なじみがよく、触れたときに気持ちよく感じます。

この気持ちのよさによって、リラックスを促す**副交感神経のレベルが高まり、休息や入眠がしやすくなります**。

私も、そんなシルクに魅了され、シルクの毛布やパジャマ、腹巻き、レッグウォーマー、マスクなどを愛用しています。出張先にもパジャマと腹巻き、マスクは必ず持参しています。

シルクのやさしさに包まれながら眠りましょう。

着るものを
替えて快眠する
10-3

冷え対策は締めつけないで温める

これに効く!

睡眠不足　目覚め
体温調整　リズム調整
環境　リラックス
脳と心の元気　体質改善

寝ても疲れがとれない、朝の寝起きが悪い、夜中に何度もトイレに起きる……。
それは冷えが原因かもしれません。
湯たんぽをお腹や太ももに乗せて気持ちよく感じる人は、確実に冷えています。耳が硬いのも、体が冷えているサインです。

女性は、睡眠中にブラジャーやガードルで体を締めつけないようにしましょう。
血流が悪くなって、手足がなかなか温まりません。さらに**末端が冷えたままだと深部体温が下がらず、深く眠れなくなるのです。**

副交感神経を働かせてリラックスするためには、お腹と手足がポカポカと温かい状態を作ることが大切です。

冷えを感じる人は、何はともあれ**腹巻きをしましょう**。生地がやわらかくて、伸縮性があり、**締めつけがないもの**がオススメです。

冷え性の私は、パンツと一体型の腹巻きを一年中愛用しています。

動いてもめくれ上がらないので安心できるうえ、そけい部にゴムが当たらないので、とてもリラックスできます。


下着や重ね着による体への圧迫が睡眠に及ぼす影響を調べた実験によると、パジャマとショーツで寝るよりも、パジャマとショーツ+ブラジャー&ガードルをつけて寝たほうが深部体温の低下が遅れて体動が増えるなど、睡眠の質が低下することが明らかになりました。

締めつけがないことが、眠りにいかに大切かがわかります。

ブラジャーをしないと不安な人は、おやすみ専用のゆるめのタイプに替えましょう。

睡眠中は締めつけを極力なくす。そう心がけるだけで、眠りの質が高まります。

寝具を替えて快眠する
11-1

体にピッタリ合う枕はかなり低い

これに効く！

睡眠不足　目覚め
体温調整　リズム調整
環境　リラックス
脳と心の元気　体質改善

私はこれまで、1万人以上の人に、体に合った枕のアドバイスをしてきました。その経験からいえるのは、**ほとんどの人が高すぎる枕を使っている**ということです。思っているよりも、ピッタリ合う枕は低い。そう覚えておいてください。

ここで、5つのタイプ別に枕を診断してみましょう。

「朝起きると、首や肩が凝っている」……Ⓐ
「寝ている途中で枕を外してしまう」……Ⓑ
「あお向けで寝ると、首にシワが寄る」……Ⓒ
「横向きばかりで寝ている」……Ⓓ
「枕の上に手をそえる」……Ⓔ

A→枕が高い、低い、安定感がない、首のラインに合っていないのいずれかでしょう。

B→枕が合っていません。枕をしているのがつらいから、外してしまうのです。

C→枕が高すぎます。合っている枕は首がスッと伸びます。

D→枕が高すぎます。あお向けで寝るのがつらいため、横寝になるのでしょう。

E→横向きのときに枕が低いか、あお向けで首が低いかのどちらかでしょう。

枕のいちばんの役割は、**立っているときの自然な姿勢を、寝ているときにも保つこと**。マットレスと首から後頭部にかけてできるすき間を埋めることが大切です。体型や姿勢などによって、合う枕の高さは変わります。次のページに、枕選びのチェックポイントをまとめましたので、買い替えるときの参考にしてください。

お店でアドバイスを受けるときは、首元がスッキリしたパジャマに近い服装で行きましょう。そして、マットレスの硬さまでヒアリングしてくれるお店で買うことをオススメします。

枕選びのチェックポイント

1 あお向けで楽に呼吸ができ、首にシワが寄らないかどうか

枕の高さと形状が合っているかをチェックします

全体的な高さだけでなく、首から後頭部の形が自分の体型に合っていることが大切です。部分的な圧迫感がなく、頭の収まりがよいものを選びましょう

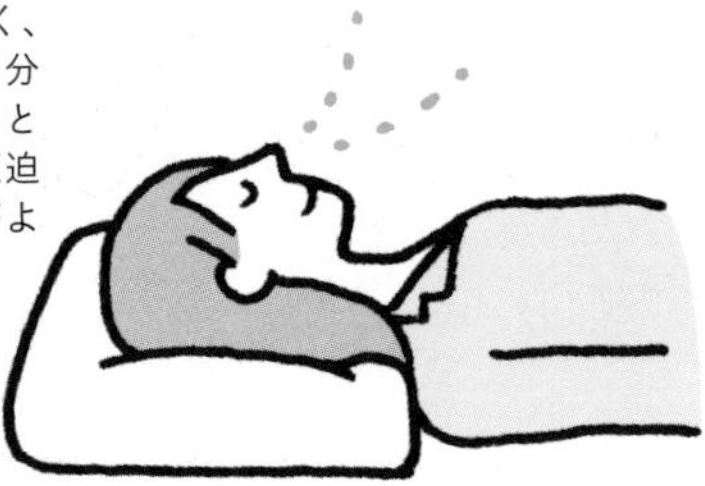

2 横向きでも肩の圧迫感がないかどうか

枕の中央であお向けになり、そのままゴロンと寝返りして、枕の両サイドで横向きになりましょう。快適に寝られるかチェックします

枕の両サイドが高くなっている枕を選ぶと、肩の圧迫がありません

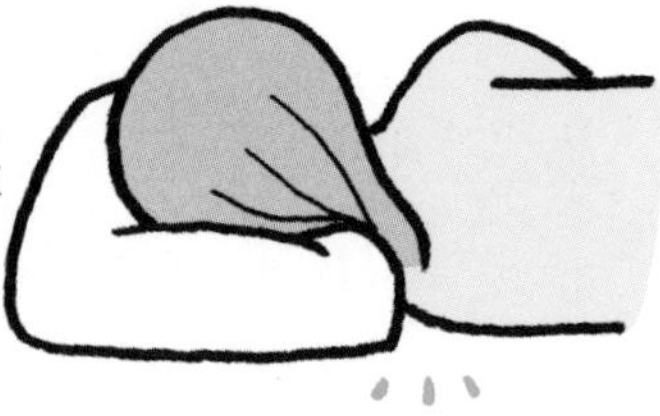

3 寝返りしやすいかどうか

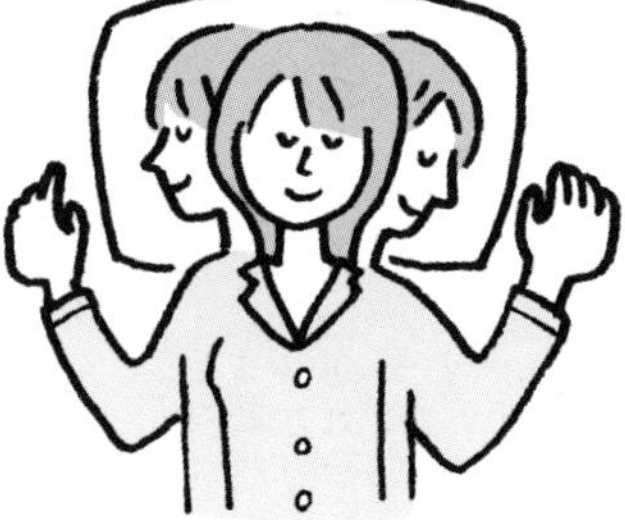

人は、寝ている間に20回くらい寝返りをするので、その動きがスムーズにできるかチェックしましょう

枕の両サイドが高いと横向きが快適ですが、そのさじ加減も重要。首元＋2〜3cmの高さが目安です

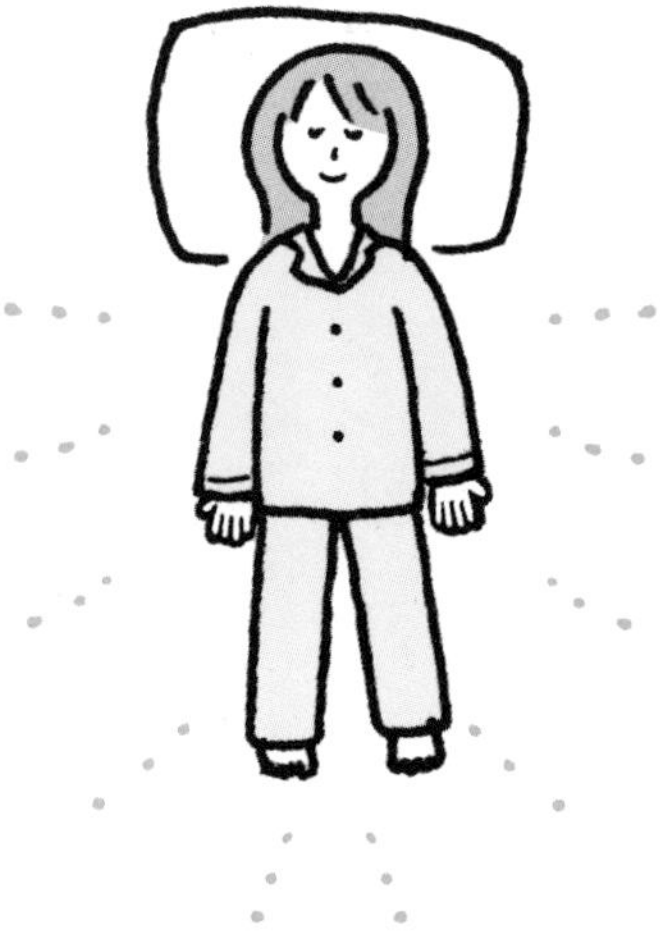

4 体の力が抜けて気持ちいいかどうか

枕の高さと形状が体型に合っていて、素材が好みの感触だと、寝た瞬間に全身の力が抜けて、気持ちいいと感じます

枕をしていることを忘れるくらい、体と一体感がある、そんな枕がベストです

寝具を替えて快眠する

11-2

首のキレイは枕で作る

これに効く！

睡眠不足　目覚め
体温調整　リズム調整
環境　リラックス
脳と心の元気　体質改善

「首についてしまったシワが気になる」

こう相談を受けることは少なくありません。**首にクッキリとしたシワがある人は、まず間違いなく高い枕を使っています。**しかし反対に、シワを気にして枕を使わないのも間違いです。

首のキレイを作る枕は、ズバリ体に合った枕です。あお向けで寝たときに首がスッと伸び、**体のどこにも力が入らず、リラックスできるもの**を選びましょう。枕の両サイドが高めになっていて、横向きに寝たときに背骨と首がまっすぐに保てる枕が理想的です。

高い枕は首にシワを刻んでしまうだけでなく、肩凝り、イビキ、二重あご、ほうれ

枕が合っていない人、合っている人

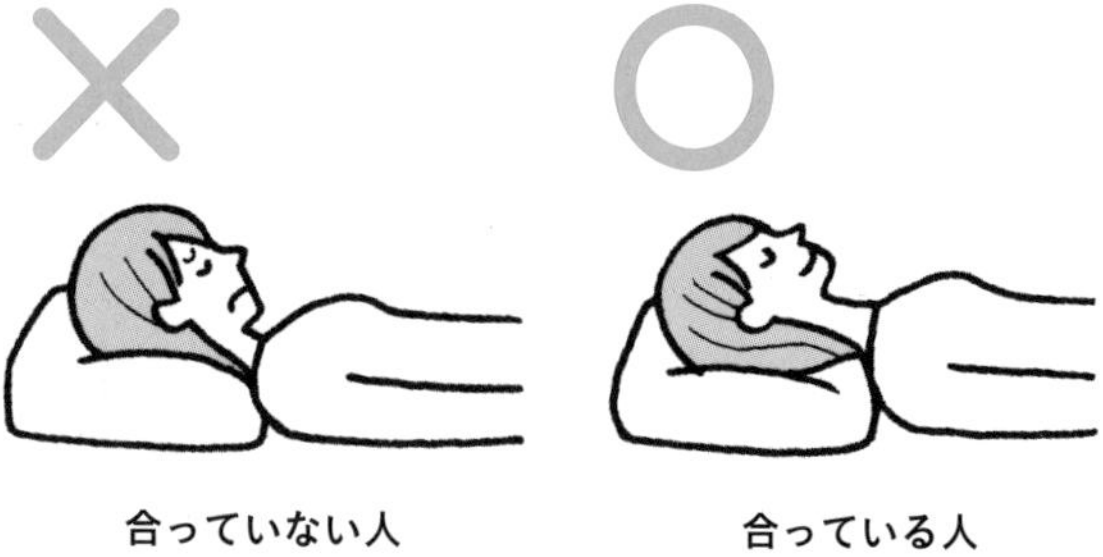

い線の原因にもなります。

あごを引いた姿勢になるので、奥歯をグッと噛みしめやすく、咬筋に力が入って、寝ている間にほうれい線が深くなってしまうからです。

枕を使わないと首に横ジワが入るのは、横向きになったときに首がねじれるため。さらに頭が心臓より低くなるので、顔がむくみやすくなります。うつ伏せ寝も、首がねじれてシワができやすい姿勢です。

体に合う枕を使っていれば、首はキレイになります。呼吸も楽にできるので、疲れもとれます。さらに首凝りや肩凝りも改善されるなど、健康的なメリットがたくさんあります。

寝具を替えて快眠する

11-3

超かんたん！バスタオル枕の作り方

これに効く！

睡眠不足　目覚め　体温調整　リズム調整　環境　リラックス　脳と心の元気　体質改善

自分に合う枕はバスタオルでかんたんに作ることができます。

紹介するのは、私が旅先で作っているバスタオル枕です。

サイズや厚みにもよりますが、バスタオルを3～4枚、フェイスタオルを1枚用意できればOKです。

このバスタオル枕は、洋服の仮縫いのようなもの。

自分の体にピッタリ合う枕が、思いのほか低いことに気づくはずです。

自分に合う枕を体験することで、お店で選ぶときに判断する目が養われますので、ぜひ試してみてください。

バスタオル枕の作り方

1

バスタオル1枚を4つに折り、
片側を自分の首の長さに
合わせて8〜10cm幅で折る

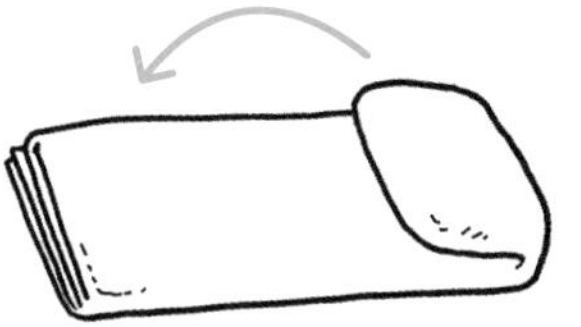

2

折りたたんだ部分が内側に
入るように、半分に折る

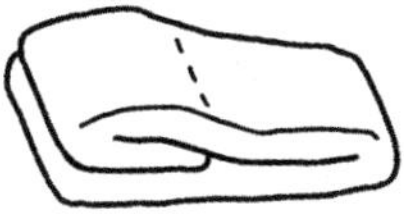

3

低ければ、平らにたたんだ
タオルを下に重ねる

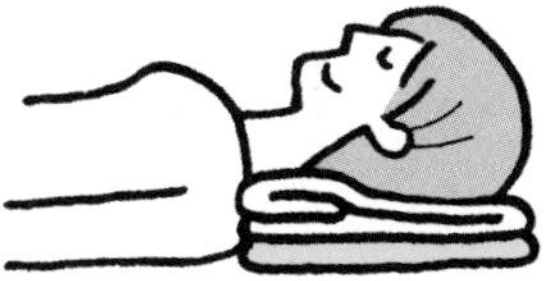

4

筒状に丸めたバスタオルを中
央より高くなるように左右に
置き、横向きのときに使う

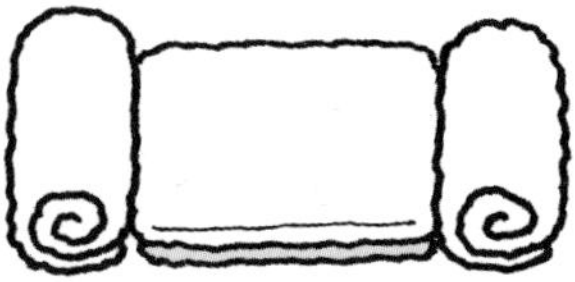

5

4がズレないように、フェイ
スタオルを上に置く

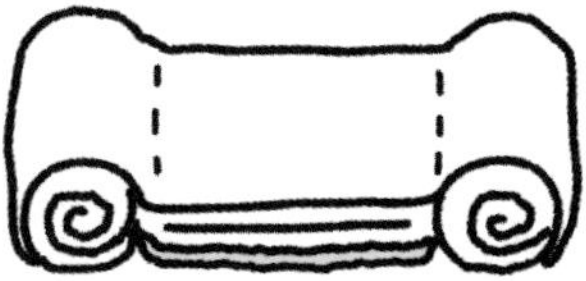

寝具を替えて快眠する
11-4

マットレス選びのポイントは？

これに効く！

睡眠不足　目覚め　体温調整　リズム調整　環境　リラックス　脳と心の元気　体質改善

体を支える**マットレスと枕は、寝具で最も重要なアイテム**です。マットレスは、見た目で違いがわかりにくいので、選び方の基本を知っておきましょう。

ゆっくり沈んでゆっくり戻る、体圧分散性に優れる**「低反発」は、睡眠中の動きが少ない人や、睡眠時間が３〜４時間のショートスリーパーに向いています。**睡眠前半は睡眠が深く、あまり動かないからです。

「高反発」はいろいろな硬さがありますが、**硬めのものは筋肉質の人やアスリート向きです**。あお向けで横たわって腰が浮いたり、つま先が外側に開いたら、硬すぎるサイン。お尻が押し上げられて骨盤が開き、足が外側に回転するからです。

低めの枕が合う人は、硬いマットレスだと肩が圧迫されるので、やわらかめのもの

マットレス選びのポイント

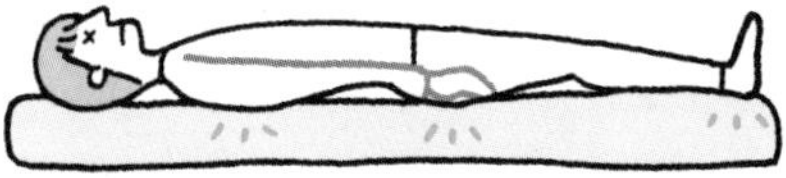

硬すぎる
背中、お尻、かかとが圧迫されて、疲れがとれにくい

やわらかすぎる
お尻が沈むので負担がかかり、寝返りもしにくい

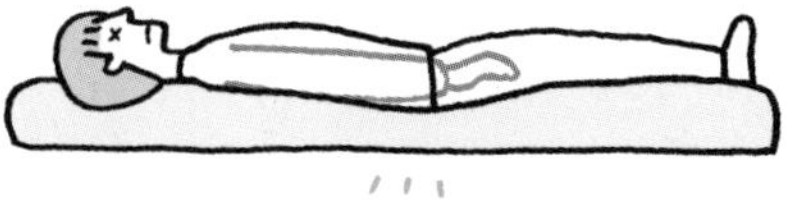

を。ソフトな感触で適度な反発力もある「中反発」がオススメです。

マットレスは、「体圧分散性」と「寝返りのしやすさ」のバランスが重要。一般的には、**スリムな人は「やわらかめ」、標準体型の人は「中くらい」、ガッチリ体型の人は「硬め」**が合います。

ただし、それまで使っていたものとの硬さが極端に違うと違和感があるので、硬めを使っていたスリムな人と、やわらかめを使っていたガッチリ体型の人は、「中くらい」にしましょう。お店で試すときは、枕も一緒に合わせるのがベストです。

寝具を替えて快眠する
11-5

羽毛布団はパワーで選ぶ

これに効く！

睡眠不足　目覚め
体温調整　リズム調整
環境　リラックス
脳と心の元気　体質改善

かけ布団をどう選ぶかも覚えておきましょう。

まず、羽毛布団と羽根布団の違いについて説明します。

寝具に使われる水鳥の毛は2種類あります。**タンポポの綿毛のようなやわらかい「ダウン」と、軸があって硬めの「フェザー」です。**ダウンを50パーセント以上使用したものを「羽毛」、50パーセント未満のものを「羽根」と呼びます。

羽根は膨らみが出ないので、かけ布団には向きません。

「敷き布団&かけ布団&枕、セットで1万円！」などと激安をうたっている寝具は、まず間違いなく羽根布団。激安品は、枕もかけ布団もゴワゴワで、ニワトリの羽根が

ダウンとフェザー

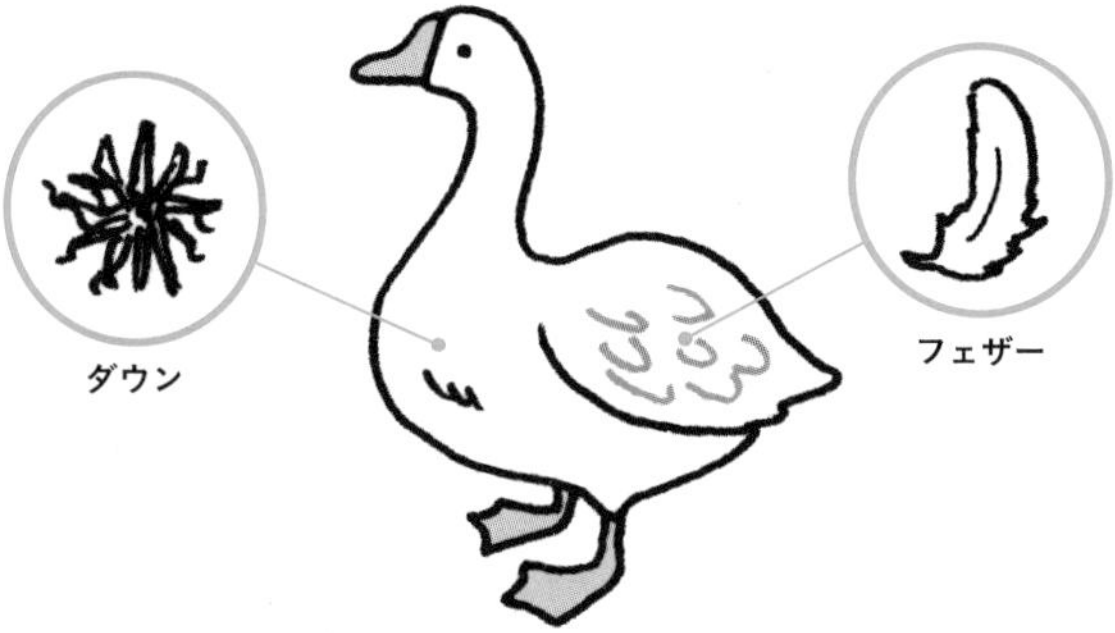

交ざっていることもあるのが実情です。

羽毛布団の混率は、ダウン90パーセント以上のものがオススメです。ちなみに、選別過程で多少フェザーが混入するので、ダウン100パーセントの羽毛布団はありません。

さらに重要なのはダウンパワーです。

ダウンパワーとは、1グラム当たりの羽毛の膨らみ度合いのことをいいます。

一つひとつのダウンが大きいと、ダウンパワーは高くなります。**しっかり膨らむものを選びましょう。**

数値が大きいほど高品質なので、400ダウンパワー以上のものがオススメです。購入するときは、日本羽毛製品協同組合が発行している、**水鳥をデザイン化した「ゴールドラベル」という品質表示を確認**してください。

4種類のグレードがありますが、最上位は黒い「プレミアムゴールドラベル」で440ダウンパワー以上、ベージュの「ロイヤルゴールドラベル」は400ダウンパワー以上。ラベルがついていなくても、百貨店に入っている有名メーカーの自社規格表示があれば安心です。

羽毛布団は中身が見えないため、残念なことに粗悪品も出回っています。しっかり確認してください。

羽毛が上質なほど、羽毛を包む生地も薄く滑らかなものを使用するので、使い心地も抜群。年齢を重ねて体力低下を感じ始めたら、軽くてボリュームがある羽毛布団を使いましょう。

毎晩使うものなので、満足のいく羽毛布団を購入してください。

購入時に確認したいこと

□手で押して離したあと、ふんわりと元に戻るか
□動物臭のような嫌な臭いがしないか
□縫い目がキレイで、羽毛の吹き出しがないか
□軽くたたいてホコリが出ないか
□羽毛の充填量が1・0〜1・2kg（シングルサイズ）で十分な膨らみがあるか

お手入れのポイント

- 10時〜15時の間に行う
- 風通しのよい日陰で行う
- 片面1時間ずつ行う
- 月に1〜2回行う
- たたかずに、ホコリを軽く払う

布団乾燥機を使う場合は、高温になりすぎると劣化が早まるので注意しましょう。

寝具のメンテナンス
12-1

寝具を長く使う秘訣

これに効く!

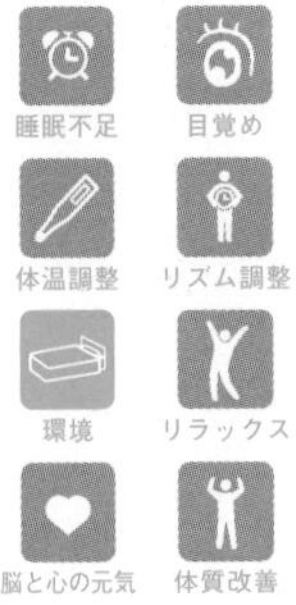

寝具は一生ものではありません。

とくに全身を支えるマットレスや約5キログラムもある頭を乗せる枕は、思ったより寿命は短いものです。

寝具の寿命は、**マットレスで7~10年、敷き布団は3~5年、枕は1~5年**を目安にしてください。

寝具を長持ちさせるための秘訣、それはよく干すことです。

食器を洗うスポンジは、使い始めは硬くても、水を含んでいるうちにやわらかくなっていきます。寝具も同様で、湿気を含んだままだとコシがなくなって、へたりやすくなるのです。

いちばん湿気がたまりやすいのは、**背中が当たる敷き布団と、マットレスの上に敷くベッドパッド**です。

週に1度は天日に干したり、布団乾燥機で湿気をとばしたりしましょう。起床時に15分くらい、扇風機を当てるのもいい方法です。

汗や皮脂の汚れで雑菌が多い枕カバーの交換は2日に1度、シーツやカバーは1〜2週間に1度を目安にしてください。

しっかりメンテナンスをして、長持ちさせましょう。

ちなみに、ベッドパッドが一年中同じでいいのは、ホテルのように空調が一定の寝室だけです。

日本の場合、夏の室温は高め、冬は低めの家庭が一般的。季節に合わせてベッドパッドを夏は麻、冬はウールなどに替えるだけで、グッと快適性が上がります。

寝具の
メンテナンス
12-2

へたった寝具の寿命を伸ばす！タオル補整法

これに効く！

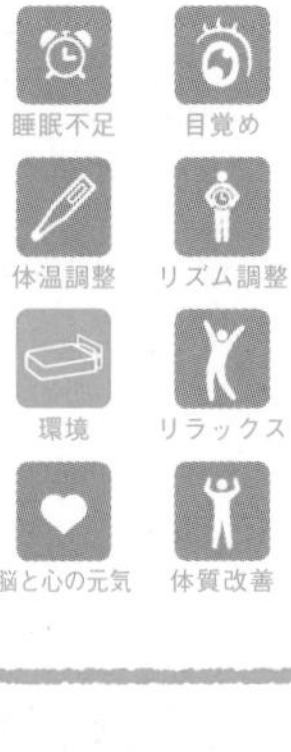

最近、朝起きると腰がだるい。

これは敷き寝具がへたってきた証拠です。臀部《でんぶ》は最も重いため、いちばん早く性能が衰えてしまうのです。

まずは、敷き布団やマットレスのお尻が乗るあたりを、手のひらで軽く押さえてみてください。

くぼんでいるところをタオルで埋めると、腰のだるさが軽減されます。

詳しいやり方は、左ページのイラストを参考にしてください。

タオルを敷くときは、地図の等高線をイメージしながら、谷になっているくぼみを段階的に埋めていきましょう。

タオル補整の方法

1 敷き寝具のへたってくぼんでいるところに、ハンドタオルを4つ折りにたたんで斜めに敷く

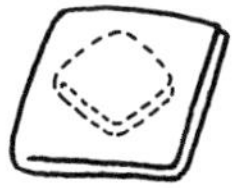

2 1の上に3つ折りにしたフェイスタオルをのせる

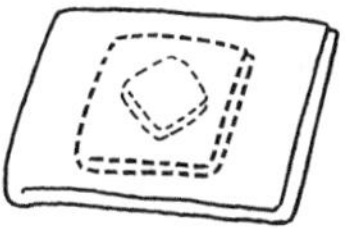

3 2の上に、2つ折りにしたバスタオルをのせる

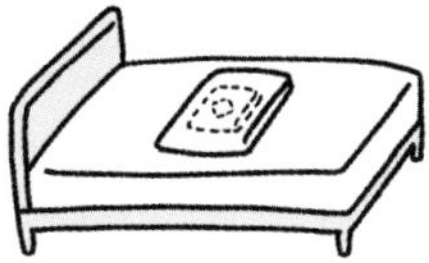

4 出来上がり！

まずいちばんくぼんでいるところに、ハンドタオルを折りたたんで敷きます。

その上に3つ折りにしたフェイスタオルを乗せます。さらにその上に、2つ折りにしたバスタオルを乗せます。

手のひらで軽く押さえながら、**ほかの場所と段差がなく平らになっているか**確認し、問題がなければ、その上にシーツを敷きます。

たったこれだけで寝心地がグッとアップします。寝具を買い替える前に、ぜひ試してみてください。

寝具のメンテナンス

12-3

布団カバーを素早く替える裏ワザ

これに効く！

- 睡眠不足
- 目覚め
- 体温調整
- リズム調整
- 環境
- リラックス
- 脳と心の元気
- 体質改善

シーツや布団カバーを2週間以上替えていない、そんな人は要注意です！**皮脂やホコリを毎晩肌にこすりつけている**ようなものです。

睡眠中にはコップ1杯程度の汗をかきますから、シーツやカバーは寝汗や皮脂で見た目以上に汚れています。不衛生な状態ではダニが繁殖しやすく、肌荒れの原因にもなるので、**夏は週に1回、冬は2週間に1回を目安に交換**しましょう。

とはいえ、かけ布団カバーを替えるとき、カバーの中に潜ってヒモを結んでセットするのは、とても面倒な作業です。

左ページにカバーを素早く替える裏ワザをまとめましたので、参考にしてください。

カバーの替え方の裏ワザ

1

広げたかけ布団の上に、
裏返したカバーを重ねて置く

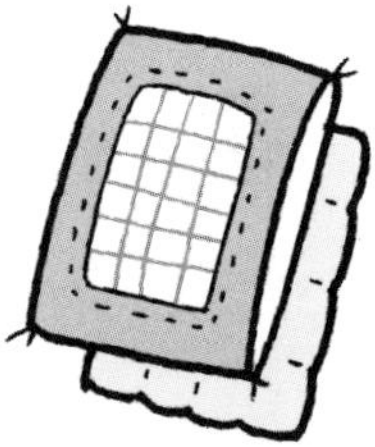

2

ズレ防止のヒモを結ぶ

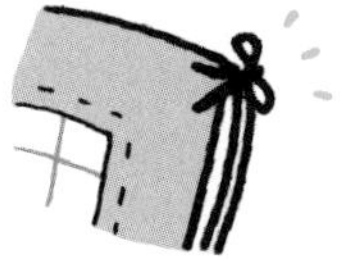

3

カバーの内側に手を入れて、
奥側の2隅の角をつかみ、
一気にひっくり返す

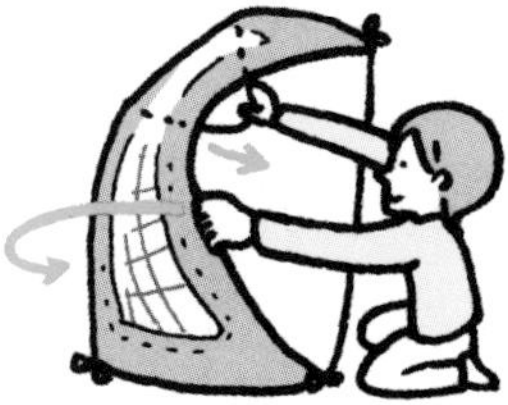

4

ファスナーを閉める

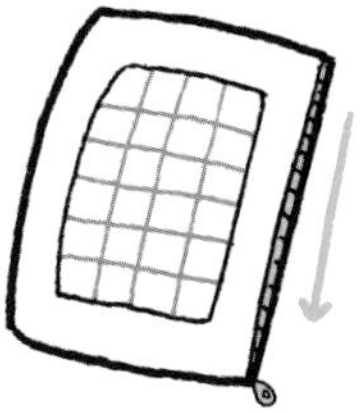

寝具のメンテナンス
12-4

ダニ対策は乾燥・吸引・洗濯

これに効く!

- 睡眠不足
- 目覚め
- 体温調整
- リズム調整
- 環境
- リラックス
- 脳と心の元気
- 体質改善

アトピーやぜん息の原因となるハウスダスト。

小さなホコリのようなイメージですが、ハウスダストに含まれるダニの死がいやフンは、アレルギー原因のトップです。

ダニは高温多湿を好むため、布団はダニの温床となりやすく、布団やマットレス、枕にいるダニの数は数万匹以上ともいわれています。ダニは温度20～30度、湿度50～75パーセントで最も繁殖するので、梅雨時から夏にかけて、どんどん増えていきます。

ダニは温度50度以上、湿度50パーセント以下で死滅するので、**天日干しをしたり布団乾燥機をかけたりして、できるだけ乾燥した状態**を保ちましょう。湿度が上がってきたら、寝室に除湿機をかけておく工夫も大切です。

干したあとは、掃除機でダニの死がいを吸い取ります。頭のフケやアカがエサになるので、枕を中心に掃除機をかけましょう。

ダニが卵からかえるのに1～2週間かかります。週に1度は、カバーやシーツの洗濯もしましょう。ダニのフンは、水に溶けやすい性質を持っています。

生きているダニよりも、実はダニの死がいやフンのほうが問題です。生きているダニは、体の中に水分があるので比較的重たく、直接吸い込むことはないのですが、乾燥している死がいやフンは次第にパウダー状になって、ホコリと一緒に吸い込みやすいからです。

ダニ対策の基本は、**布団をよく干し、乾燥させて掃除機をかけることと、週に1度はシーツやカバーを洗うこと。**

清潔な環境で、気持ちよく眠りにつきましょう。

快眠できる寝室を作る
13-1

リラックスカラーはベージュとパステル

これに効く！

睡眠不足　目覚め　体温調整　リズム調整　環境　リラックス　脳と心の元気　体質改善

あなたの寝室は、何色ですか？　鮮やかな色や、たくさんの色が交ざって統一感がない。そんな部屋が、快眠を遠ざけている原因かもしれません。

人間の体が色や光に対してどのような反応を示すか、筋肉の緊張度（ライトトーナス値）を計測した実験があります。

最もリラックスした色は、ベージュとパステルカラー。やわらかい印象のものでした。鮮やかな青や緑にもリラックス効果がありましたが、**寝室には、よりリラックス効果が高い淡い色**をメインで使いましょう。

逆に脳を興奮させる、鮮やかな赤や黄色、オレンジは寝室には向いていません。大きい面積を占め、目に入る印象が強いと、眠れなくなる可能性があります。

リラックスする色、緊張する色

色	測定値（ライトトーナス値）	緊張度
ベージュ・パステルカラー	23	弛緩
青	24	
緑	28	
黄	30	緊張・興奮
オレンジ	35	
赤	42	

※野村順一『色の秘密』（文藝春秋）より

寝室をコーディネートするときには、全体を**「ベースカラー」「サブカラー」「アクセントカラー」の3つ**に分けて考えましょう。

ベースカラーは、床や壁、天井などの背景となる色です。サブカラーは、かけ布団カバーや、カーテンなど、構造物以外で大きな面積を占める色。ベースカラーとの調和を考えながら、リラックス効果の高い色を選ぶといいでしょう。

変化をつけるアクセントカラーを、クッションやライト、かけ布団カバーやカーテンの柄に入れると個性が生まれます。**色数を3色以内に絞ると、調和をとりやすくなります。**

快眠できる
寝室を作る
13-2

ベッドは壁から離して頭は入口から遠くに

これに効く!

なぜかかけ布団がベッドからずり落ちてしまう。その原因は、ベッドの位置にあります。

ベッドは壁から10センチ以上離しましょう。

壁に密着していると、反対側のかけ布団が下に長くたれるので、重力の関係で落ちやすくなります。どうしてもスペースがとれない場合は、かけ布団の上の下半身側に、タオルケットを横にしてかぶせ、端をマットレスの下に入れて軽く固定しましょう。

壁から離すべき理由は、もうひとつあります。**通気性を確保**することです。マットレスを壁に密着させていると、引っ越すときに、密着していた壁とマットレ

理想の寝室の間取り

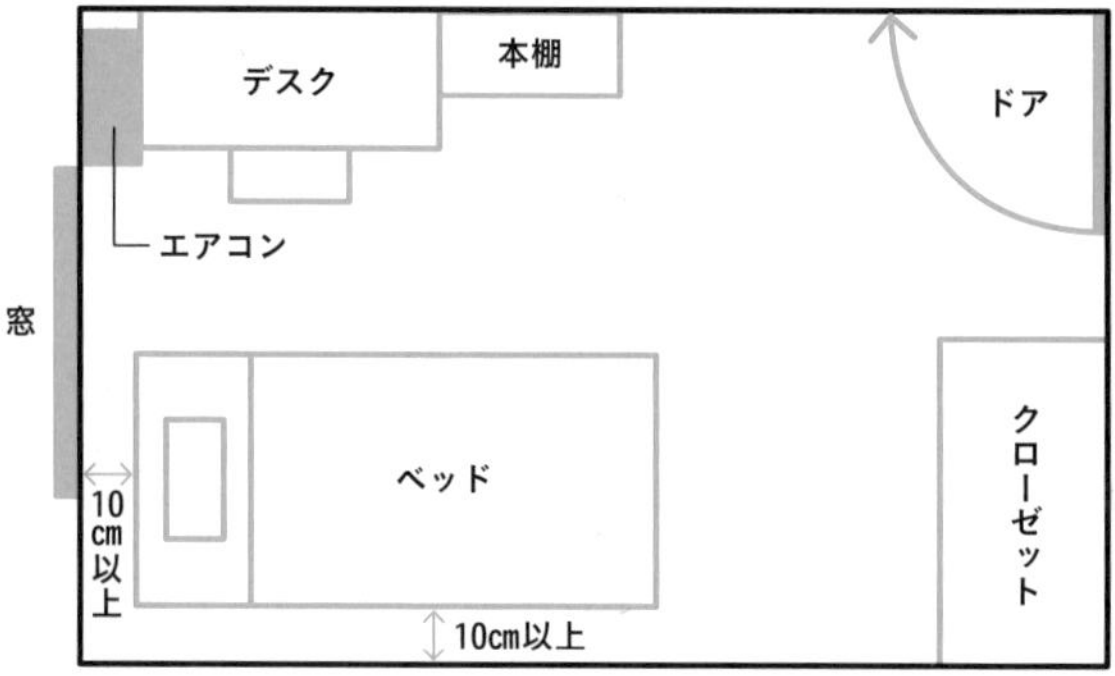

スがカビだらけというケースも多いものです。とくに結露が起こりやすい冬や梅雨時は、十分注意してください。

睡眠中にはコップ1杯分の汗をかくので、**朝起きたらすぐにベッドメイクせず、布団の湿気をとばす**ようにしましょう。かけ布団を3つ折りにたたんで、足元にしばらく置いておきます。

睡眠中は無防備な状態なので、頭の位置が入口のドアから離れているか、頭が見えないほうが、安心感を得られます。

エアコンの風が直接当たらないことも配慮しながら、ベッドの位置を決めましょう。

快眠できる寝室を作る

13-3

カーテンはライフスタイルで替える

これに効く！

睡眠不足　目覚め

体温調整　リズム調整

環境　リラックス

脳と心の元気　体質改善

真っ暗に遮光されたホテルの部屋に泊まったとき、朝目覚めにくいと感じたことはありませんか？

遮光カーテンは光の透け具合によって、1級から3級までランクがあります。

・1級　遮光率100〜99・99パーセント（人の顔が認識できない程度）
・2級　遮光率99・98〜99・80パーセント（人の表情はわかる程度）
・3級　遮光率99・79〜99・40パーセント（表情はわかるが作業には暗い程度）

ホテルに使われているのは、まったく光が入らない1級遮光。日中に家事や仕事をする生活をしている人がまねる必要はありません。

仕事の都合で**昼間睡眠をとる人や、光の刺激を受けやすい人は１級を、街灯の光が部屋に入る環境なら２級を、照明を落としても街灯の光が入らなければ３級**がオススメです。朝の目覚めが悪い人は遮光性のない普通のカーテンで、朝の光をしっかりとり入れるようにしましょう。

人はまぶたを閉じていても網膜を通して脳が光を感知しているので、**部屋が徐々に明るくなってきたほうが、自然な目覚めを迎えられます**。

ただし、朝早くから寝室に太陽光が差すと、光の刺激で目が覚めてしまいます。とくに日の出が早い夏場は遮光カーテンを上手に使って、適度に光をさえぎりましょう。

もともと遮光カーテンは、昼間眠る人のために開発されたものだといわれています。ライフスタイルや住宅環境に合わせて選んでください。そしてホテルに泊まるときはカーテンを少し開けて眠ると、朝目覚めやすくなります。

快眠できる寝室を作る
13-4

豆電球は消して寝る

これに効く!

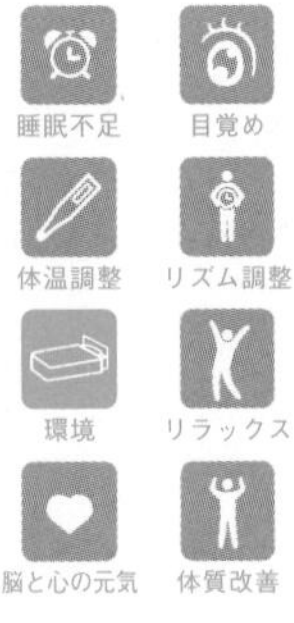

「豆電球をつけて寝ている人は、肥満率が消している人の約2倍」

こんな報告が、奈良県立医科大学からありました。

照度3ルクス未満のほぼ真っ暗な状態で寝ていた人と、約9ルクスの豆電球程度の明るさだった人を比べると、後者のほうが肥満の割合が1・9倍となり、中性脂肪の数値が高いといった「脂質異常症」は1・7倍多かったそうです。

睡眠ホルモンのメラトニンは暗いほうが分泌されやすいため、明るいと**光の刺激によって眠りが浅くなり、その結果食欲ホルモンが増進している**のではないかと考えられます。睡眠中は豆電球を消しましょう。

とはいえ、豆電球をつけて寝ることに慣れている人が急に真っ暗にすると、不安で眠れないこともあります。

まずは、フットライトのやさしい灯りに替えましょう。

大切なのは、光源が目に直接入らないことです。

また、夜トイレに起きたときに廊下やトイレの照明をつけると、光が強すぎて脳が覚醒し、再入眠しにくくなります。

懐中電灯を使ったり、人の動きを察知して点灯するセンサーつきのフットライトなど、照度の低いものに替えましょう。

エアコンや扇風機、加湿器など、電化製品の運転サインの光が気になる場合は、テープを貼って遮光し、不快な要素をできるだけ取り除いておきましょう。

快眠できる寝室を作る

13-5

寝室を片づけて部屋も心もスッキリ

これに効く！

睡眠不足
目覚め
体温調整
リズム調整
環境
リラックス
脳と心の元気
体質改善

「部屋を片づけると、ぐっすり眠れるようになる」

片づけアドバイザーの女性が、そう言っていました。なぜなら、部屋の状態は心の状態を表すからです。

まずは、寝る前に1分、ベッドまわりをかんたんに整えましょう。
そして、朝起きたら、かけ布団や枕の位置を整え、窓を開けて換気しましょう。
たったこれだけで、毎日気持ちよく眠りにつくことができます。

うつ病の人は、部屋が汚いことが特徴のひとつ。
心が疲れているので、部屋を片づける気力もなくなるのですが、実はその逆もしかりです。

部屋が散らかっていることで、体が重く、何事も面倒くさくなって、心が疲れていきます。


散らかった寝室で眠れたとしても、それは「快眠」とは呼びません。**ホコリや湿気がたまった寝室では、本質的なリラックスは得られない**のです。片づけられない自分に落ち込みながら眠る、いわば現実逃避型の眠りです。


寝室を、片づけの突破口にしてみましょう。

頭のまわりから順に片づけ、置くものは、できるだけ少なくシンプルに。

1カ所だけでもキレイになると、歯車がまわり始め、ほかの場所も片づけたくなるはずです。

寝室をスッキリ片づけて、ワンランク上の眠りを目指しましょう。

快眠できる寝室を作る

13-6

パートナーと一緒に快適に眠る方法

これに効く!

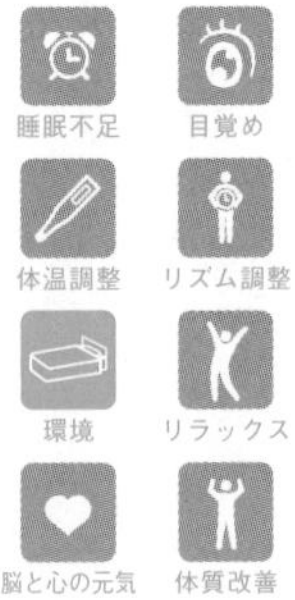

「最近よく眠れないんです」

そんな相談をされ、詳しく事情を聞くと、結婚してひとつのベッドでパートナーと寝るようになってから不眠ぎみになっている……というケースがよくあります。

寝室のスペースに余裕があれば、シングルベッドを2台くっつけて、かけ布団は夫婦で別々にするのがオススメです。そうすれば、お互いの動きが気になりません。

ベッド1台の場合は横幅１４０センチのダブルサイズ以上を選びましょう。

幅１２０センチのセミダブルは、2人で寝るには狭すぎます。マットレスは振動が伝わりにくいポケットコイルや、ジェルタイプがよいでしょう。

パートナーと共にいる安心感や幸福感は、入眠によい効果をもたらしますが、**睡眠中は相手の体動やイビキが気になって、眠りが浅くなりがち**です。

男性と女性では体温も違うので、睡眠のことだけを考えるなら別々に寝たほうがいいのですが、両方の折り合いを見つけることが大切です。

パラマウントベッドの調査によると、年齢が上がるにつれて別の寝具、別の寝室で寝る比率が高くなり、50代では3割以上が別の寝室という結果になりました。

シニア向けの住宅リフォームでは、寝室の真ん中にクローゼットを配置したり、ベッドとベッドの間に本棚を設けるなど、パートナーの動きは感じられるけれどスペースは分かれている、そんな半個室タイプが人気です。

ライフスタイルに合わせて、パートナーとの眠り方も考えていきましょう。

快眠できる寝室を作る

13-7

気になる音は耳せんでマスキング

これに効く！

睡眠不足 / 目覚め / 体温調整 / リズム調整 / 環境 / リラックス / 脳と心の元気 / 体質改善

「家の外を走る車の音で起きてしまう」「パートナーのいびきがうるさくて寝つけない」「掛け時計の運針音が気になる」……など、睡眠時の音に悩んでいる人は、意外と多いのではないでしょうか。

心当たりがある人は、ぜひ**「耳せん」**を試してみてください。

実は、私も1年ほど前から寝るときに耳せんを使っているのですが、初日は「こんなにぐっすり眠れるの!?」と驚いたことを覚えています。

私の寝室は、騒音に悩まされるほどうるさくはありません。

それでも、わずかな**加湿器や空気清浄機の運転音で、睡眠が妨げられていた**のだと気づきました。それらを耳せんで遮断したことで、熟睡感が増したのです。

暮らしの中の騒音レベル

静 ← 騒音レベル（単位：db） → 騒

騒音レベル	例
10	ほぼ無音状態
20	時計の針の音
30	深夜の郊外 WHOが規定する睡眠環境の推奨値
40	図書館 WHOが規定する睡眠環境の許容値（45db以下）
50	エアコンの運転音（約65db）
60	目覚まし時計
70	洗濯機・掃除機
80	地下鉄や電車の社内
90	工事現場
100	ライブハウス

睡眠障害のリスクあり！（50〜100）

睡眠中も、脳の聴覚中枢は働いています。耳せんを使うことで雑音が軽減されれば、**脳は余計な情報処理をしないですむため、眠りが深まる**のでしょう。

WHO（世界保健機関）は、**最適な睡眠環境として騒音レベル30db以下を推奨値、許容限度を45db以下**としています。

気をつけたいのが、エアコンの運転音。許容値よりも10dbも高いものもあるので、特に夏場など、エアコンをつけっぱなしにする夜は、耳せんを装着して、静かな寝室をつくりましょう。

聴覚過敏の人、交代勤務で昼間眠る人にとっても、強い味方になってくれるはずです。

快眠できる寝室を作る

13-8

ペットとは一緒に寝ない

これに効く!

睡眠不足　目覚め　体温調整　リズム調整　環境　リラックス　脳と心の元気　体質改善

愛するペットと一緒に眠る癒やし効果は絶大です。

しかしペット優先で**自分の動きを我慢していると、飼い主の眠りの質は確実に低下**してしまいます。

私も猫と暮らしているので、ペットと一緒に眠りたい気持ちはよくわかります。

そこをグッと抑えて、ペットが快適に眠れる寝床を作ってあげましょう。

わが家の猫は、寒くなってくると私の布団の上に乗ってきます。

それはとてもうれしいのですが、自分の睡眠を考えて、ホットマットでふんわり温かい猫用の寝床を作るようにしています。

私が猫に構わず寝返りをすると、猫はホットマットのほうが快適だと感じて、自然とそちらで眠ります。

最近の研究では、週に4日以上ペットと一緒に寝ている人たちのうち、63パーセントが質の悪い睡眠しかとれなかったと報告されています。

ペットの鳴き声やエサの催促で睡眠が分断されるほか、添い寝によって寝返りがしにくいことが原因です。

寝返りには、**筋肉をほぐして疲れをとったり、血液やリンパ液の流れをよくしたり、体温を調整したりする役割**があります。

どうしてもペットと添い寝をしたい場合は、ペットに遠慮せずに動くようにしましょう。

飼い主が健康であるからこそ、ペットと安心して暮らしていけるのです。

夏の睡眠

14-1

背中の蒸れ対策は敷きパッドとパジャマ

これに効く!

睡眠不足　目覚め　体温調整　リズム調整　環境　リラックス　脳と心の元気　体質改善

蒸し暑い夏にいちばん不快に感じるのは、背中の蒸れ。

背中の蒸れは、睡眠の途中で目覚めてしまう原因となります。

有効な対策のひとつは、敷きパッドを夏用のものに変えることです。

立体構造で熱を逃がすパッドは涼しく眠れます。また、**触ったときにヒンヤリとする冷感タイプのパッド**や、**吸湿性・放湿性にすぐれた麻パッド**もおススメです。

注意が必要なのは、敷きパッドの中の材質にポリエステル綿が入っているもの。たとえ表面に麻や冷感の素材を使っていても、エアコンなしでは、しばらくすると背中が蒸れて暑くなってきます。ポリエステル綿は熱がこもりやすいからです。

背中の蒸れ対策として、有効な2つめはパジャマの素材です。**生地に凸凹があるので、肌にはりつきにくい楊柳《ようりゅう》やサッカー、通気性のいいガーゼ素材のパジャマは夏にぴったり**です。このように、**背中の蒸れ対策をしっかりすれば、エアコンの温度設定が高めでも、途中で目覚めにくくなります。**

ちなみに冷え性の私は、以前はできるだけエアコンを使わないようにしていましたが、今は真夏でも長袖・長ズボンのパジャマに、肌着・腹巻き・レッグウォーマーを着用し、一晩中エアコンをかけています。

体の近くで保温したほうが、ぐっすり眠れることに気づいたからです。これなら、睡眠中に上掛けが外れても、寝冷えをする心配は要りません。

冷房をつけると体がだるくなる人は、ぜひ試してみてください。

ちなみに上掛けは、軽くてやわらかいガーゼケットがオススメです。通気性もよいので熱がこもりません。洗濯後に乾きやすいのも利点です。

夏の睡眠

14-2 手作り抱き枕で背中を涼しく

これに効く!

睡眠不足　目覚め　体温調整　リズム調整　環境　リラックス　脳と心の元気　体質改善

背中の通気性を高めるもうひとつの方法、それは横向きに寝ることです。**抱き枕を使うと体の重さが分散されて、横向きでもリラックス**できます。

横向きで寝るとき、通常は体の下側に圧力が集中しますが、**抱き枕を使うと体の重さが分散される**のでリラックスできます。腕の重みを分散できるのもポイントです。

使っていない布団があれば、抱き枕を手作りできます。

クルクル丸めて、開いてこないように３〜４カ所ヒモで縛るだけでできあがりです。長さは１００センチ以上、厚みは10〜20センチくらいが快適です。背中が大きく開くうえ、わきの下やヒザの間にもすき間ができるので、涼しく眠れます。

見た目にボリュームがあるほうが抱き心地がよさそうに感じますが、実はそうでは

こだわり抱き枕の作り方

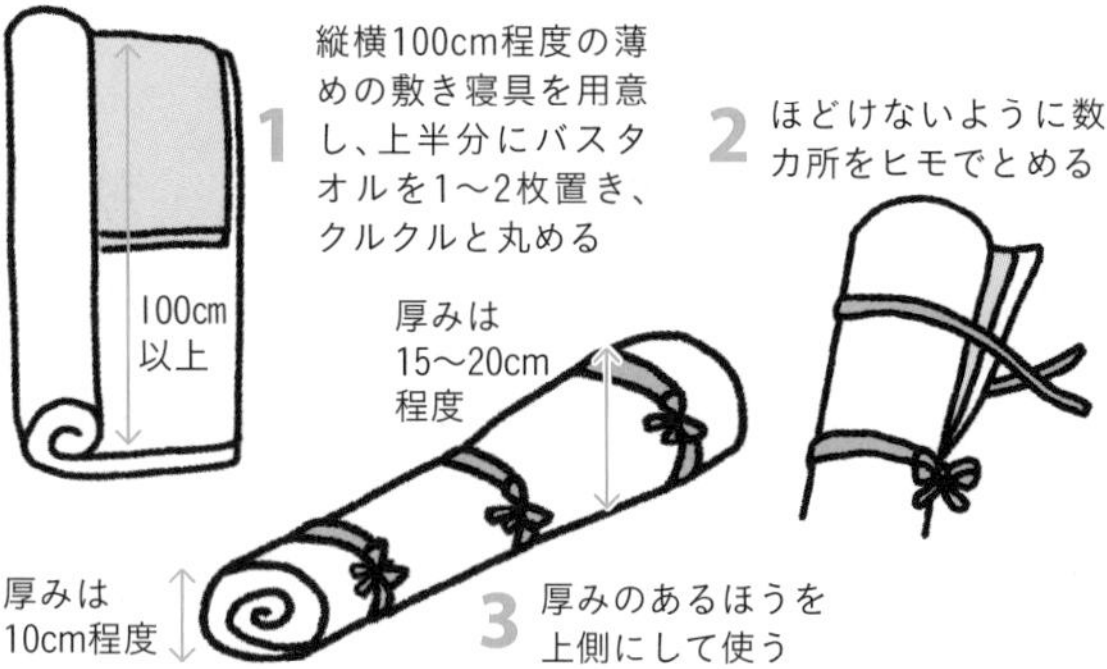
1
縦横100cm程度の薄めの敷き寝具を用意し、上半分にバスタオルを1〜2枚置き、クルクルと丸める
100cm以上
2
ほどけないように数カ所をヒモでとめる
厚みは15〜20cm程度
厚みは10cm程度
3
厚みのあるほうを上側にして使う

ありません。

大きすぎると、足を挟んだときに股関節が開きすぎて苦しくなるからです。

さらにこだわるなら、腕側に厚みをもたせ、逆に足側は薄くしてみてください。

肩に負荷がかからず、股関節が開きすぎることもなく、自然に体になじみます。

腕側に厚みをもたせる方法は、布団を丸めるとき、腕側にバスタオルを1〜2枚置いて、一緒に巻くだけ。

簡単で効果抜群なので、ぜひ作ってみてください。

夏の睡眠

14-3

エアコンの温度は2段階で設定する

これに効く!

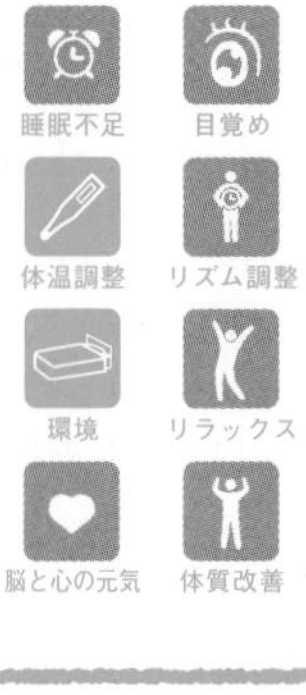

夏の睡眠を快適にしたいなら、**涼しい寝具を使いながら、エアコンを賢く活用しましょう。**

朝までぐっすり眠るカギは、体温リズムにあります。

眠り始めは体温を下げるために汗をかくので、室温が涼しいほうが快適です。**就寝1時間前に寝室の冷房を25度程度で入れ、部屋をしっかり冷やしましょう。**そして就寝時には、設定温度を26～28度に変更してください。

1時間くらいかけて徐々に室温が上がっていくので、寝入った頃には室温が上がり、体温リズムに合った温度変化を作ることができます。睡眠中に寒くて目覚める心配もありません。

さらに起床1時間前にエアコンが切れるようにタイマーを設定しておくと、室温が徐々に上がるとともに体温も上昇し、自然な目覚めを促してくれます。

ちなみに、エアコンに「快眠モード」「おやすみモード」のボタンがある場合、自動で同様の温度調整をしてくれます。

熱帯夜の日は、一晩中エアコンをかけておくほうが、途中で目覚めず熟睡できます。それでもエアコンの使用を控えめにしたいという場合は、気温によって1～3時間後に切れるよう、タイマーを設定してみてください。

また、扇風機を使う場合は、風が体に直接当たらないようにしましょう。**天井に向けた首振り設定にして、微風で部屋の空気全体をゆるやかに動かす**ようにします。

外気温をはじめ、体質や家屋の状態、使っている寝具に合わせて、室温を上手に調整しましょう。

冬の睡眠

15-1 布団のかけすぎ注意！背中側を断熱する

これに効く！

睡眠不足
目覚め
体温調整
リズム調整
環境
リラックス
脳と心の元気
体質改善

冬の寒さで眠れないとき、かけ布団を何枚も重ねたり、重ね着するのは間違い。**冬の眠りのポイントは、床からの冷気を遮断することです。**

デッドエア（動かない空気）は断熱効果が高いので、**アルミシートを敷き布団やマットレスの下に敷きましょう。**ダンボールでも代用でき、それだけで温かくなります。

布団を上げたときに畳が温かいのは、熱が逃げている証拠です。とくに筋肉が少ない女性やお年寄りは、体の熱を奪われないように、しっかり断熱することが大切です。

ちなみに、私が出会った中での最高記録は、８枚もの布団をかけていた人。寒くて眠れないと悩んでいた50代の女性でした。これだけ重みがかかっていると体が圧迫されて血行が悪くなり、いくら布団を増やしても温かくなりません。

寒い日の外出時などに背中にカイロを貼るのは、脂肪を燃焼しながら体温調節をする褐色《かっしょく》脂肪細胞が、背中に多く分布しているからです。

背中を温めると全身がポカポカして血行がよくなるので、**毛布や保温性の高い敷きパッドを使って、背中側を温めましょう。**

ウールやキャメルなどの動物の毛は、保温性が高いだけでなく、吸放湿性もあるので、布団の中が蒸れることもありません。

値段は高いですが、温熱電位マットは温泉に入っているような気持ちよさ。冷え性やストレスが多い人にオススメです。

冬の睡眠

15-2 ペットボトル湯たんぽで布団を温める

これに効く!

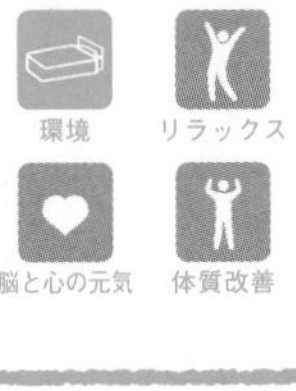

布団の中が寒いと手足の末梢血管が収縮して、深部体温が下がりません。**冬は布団の中を温めておく。**それだけで寝つきがよくなります。

身近なものを使って布団を温める方法を紹介します。

まず、キャップがオレンジ色の耐熱ペットボトルを2本用意しましょう。やかんにお湯を沸かして火を止め、同量の水を足して温度を下げます。50度くらいになるので、それをペットボトルに入れれば出来上がり。とても簡単です。

これを**就寝30分くらい前に布団の中の、背中と腰に当たるところに入れておきましょう。**寝るときには、足元へ移動させます。

もちろん市販の湯たんぽや電気毛布、温熱マットで温めるのもいいのですが、いち

ペットボトル湯たんぽの作り方

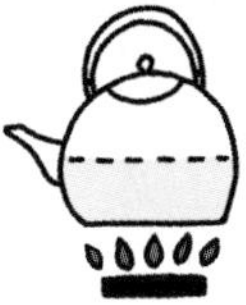

1 1リットルのやかんに半分量の水を入れ、火にかける

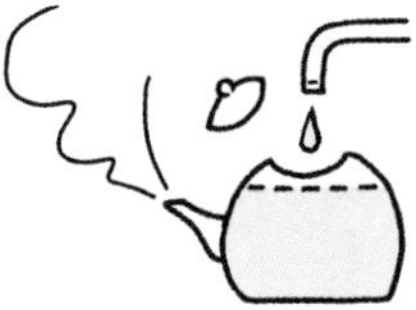

2 沸騰したら火を止め、同量の水を足して、湯温を下げる

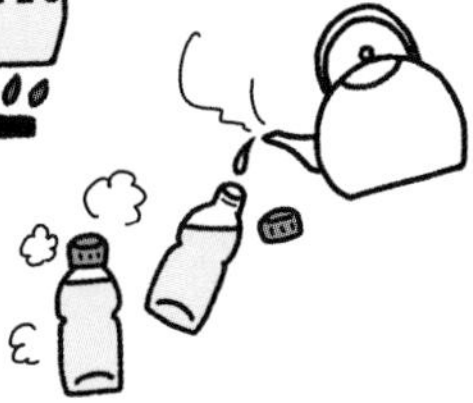

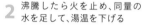

3 2を耐熱ペットボトル2本に入れて、出来上がり

ばんのオススメは布団乾燥機です。布団を温めるのはもちろん、湿気をとばすことができる優れものです。

人は一晩でコップ1杯分の汗をかきますが、**温度が低い環境で湿度が高いと寒く感じるうえ、なかなか布団が温まりません。**

布団乾燥機を一度使うとその快適性を実感しますが、マットを広げてセッティングするのに手間がかかるというわずらわしさがありました。最近は、それを解消したマット不要の製品が各社から発売されています。ぜひ試してみてください。

冬の睡眠

15-3 太陽光で冬季うつ予防

これに効く!

睡眠不足　目覚め
体温調整　リズム調整
環境　リラックス
脳と心の元気　体質改善

冬になると朝の目覚めがつらく、気分の落ち込みや疲労感がある。それは「冬季うつ病」かもしれません。

冬はできるだけ太陽光を浴びることを心がけ、室内照明を工夫しましょう。

冬季うつ病の対策として一般的なのが「光療法」です。スタンド型のほか、耳から光を取り入れるイヤホン型の照明器具があり、ネットショップで入手できます。軽度ならデスクライトの明るい光を、斜め前から顔に当てるとよいでしょう。

冬季うつ病の原因は、冬の**日照時間の短さ**にあります。**日の光を浴びないと、精神を安定させる神経伝達物質のセロトニンが減る**ためです。

通常のうつ病との違いは、食欲と眠気です。うつ病は食欲がなくなって体重が減少し、眠れなくなりますが、冬季うつ病は逆です。食欲も体重も増加して、眠気が増します。

炭水化物や甘いものが無性に食べたくなったり、できれば一日中寝ていたい、やる気が出ない……そんなときは要注意。

できるだけ光を浴びるようにしてください。

ただし、夜に強い光を浴びてはいけません。夜はリラックス効果のある暖色のやさしい光で、昼と夜のメリハリをつけましょう。

朝〜日中は寒色の強い光、夕方〜夜間は暖色の弱い光、就寝前1時間はさらに照度を落とすと、活動と睡眠の質が高まります。

生活に支障が出るほどの症状が出た場合は、睡眠の専門医を受診しましょう。

第4章

毎日の習慣で眠りが変わる

あなたの何気ない習慣が、
質のいい眠りを妨げていることがあります。
この章では、睡眠にいい食事、入浴、
運動といった生活の基本や、
自分の睡眠リズムを見直す
メソッドを紹介します。

ベストな睡眠リズムを知る

16-1

1分で眠れるのは快眠ではない！

これに効く！

睡眠不足　目覚め　体温調整　リズム調整　環境　リラックス　脳と心の元気　体質改善

「目を閉じると、すぐに寝落ちする」

「いつでもどこでも眠れる」

そう豪語して、「自分は熟睡している」と思っている人は要注意。ただの睡眠不足です。


毎日の睡眠が充足していたら、入眠に10〜20分かかるのが普通です。

1分で眠れるというのは、気絶しているようなもの。眠りに飢えている証拠です。

また、慢性的な日中の眠気や強い疲労感は、睡眠不足が原因であることが多いのです。

これは「睡眠不足症候群」と呼ばれる症状で、人口の1割くらいが該当すると考えられています。

睡眠不足症候群の特徴は、**疲労の原因が睡眠不足にあると本人が気づいていないこと**。「仕事が忙しいから疲れている」と思い込んでいて、仕事を終わらせることを優先し、さらに睡眠時間を削ってしまう傾向があります。

休日の睡眠時間が平日より2時間以上長ければ、睡眠不足症候群の可能性か高いといえます。

睡眠不足が続くと不安感が強くなって、自己評価も低下します。

これでは生産性が落ちるため、さらに時間がなくなって睡眠がとれなくなるという負のサイクルに突入してしまいます。

最近仕事でミスが多い、体調が悪い、イライラして周囲に当たってしまう……。心当たりがある人は、何はともあれ、まず眠りましょう。

ベストな睡眠リズムを知る
16-2

睡眠日誌で自分のリズムをつかむ

これに効く！

睡眠不足　目覚め
体温調整　リズム調整
環境　リラックス
脳と心の元気　体質改善

もっとぐっすり眠りたい。スッキリ目覚めたい。

そんなあなたは、睡眠日誌で今の睡眠を正確に把握しましょう。

睡眠日誌とは、布団の中で眠っていた時間、ウトウトしていた時間、日中に眠気があった時間、昼寝などを記録していくものです。

そのほか、仕事や家事、食事、入浴など、日中のトピックを記録していき、その日の日中の体調や眠りの満足度などとの関係性を見ていくと、**自分に合った快眠法や、最適な睡眠時間**がわかってきます。

以前、記録を始める前は5時間睡眠だった女性が、睡眠日誌によって6時間がベストだとわかり、日中の気分や仕事の生産性が劇的に上がったと報告してくれたことがあります。

「1時間でこんなに違うんですね」と驚いていました。

始めるときは、**できるだけ起床時間をそろえることを心がけながら、まず1週間記録してみましょう。**

交代勤務で睡眠時間が定まらない人は、1週間から1カ月のスパンの中で、睡眠リズムを作るようにします。

朝、前日の睡眠と目覚めの気分を、夜寝る前に日中のできごとを書き込むだけで、確実に効果が上がるツールです。

次ページを参考に、睡眠のリズムをつかんでみましょう。

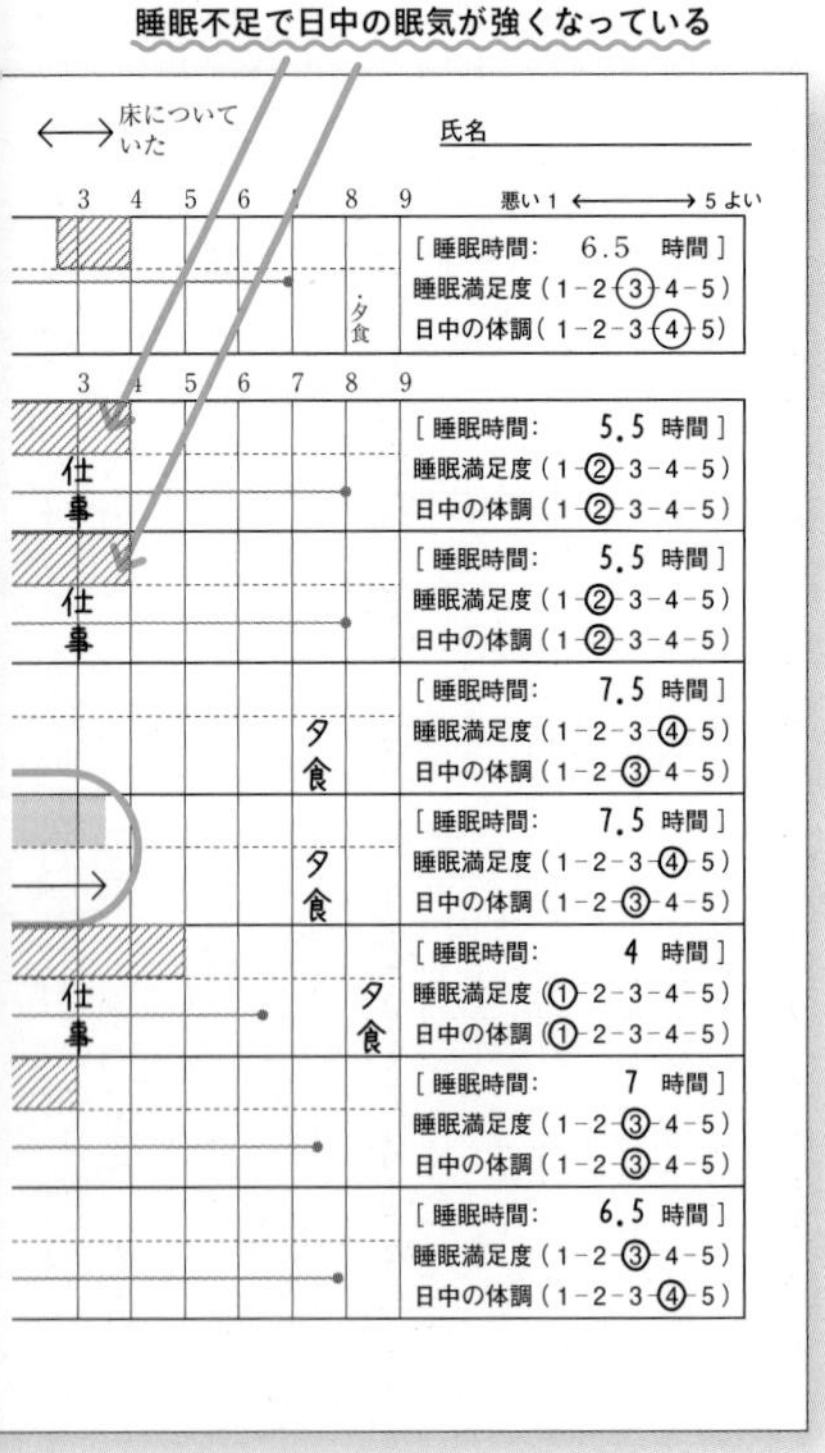

記入すること

A

- 眠っていた時間
- 眠気があった時間
- 床についていた時間
- 食事・仕事・家事・運動・入浴などの行動

B

- 目覚めたときの眠りの満足度
- 眠気、疲れ、集中力など日中の体調

▼
▼

記入したら A と B の関連性を考えて、自分にピッタリのサイクルを見つけましょう！

睡眠日誌のダウンロードはこちら ↓
https://www.mikasashobo.co.jp/c/books/?id=100865700

睡眠日誌のつけ方

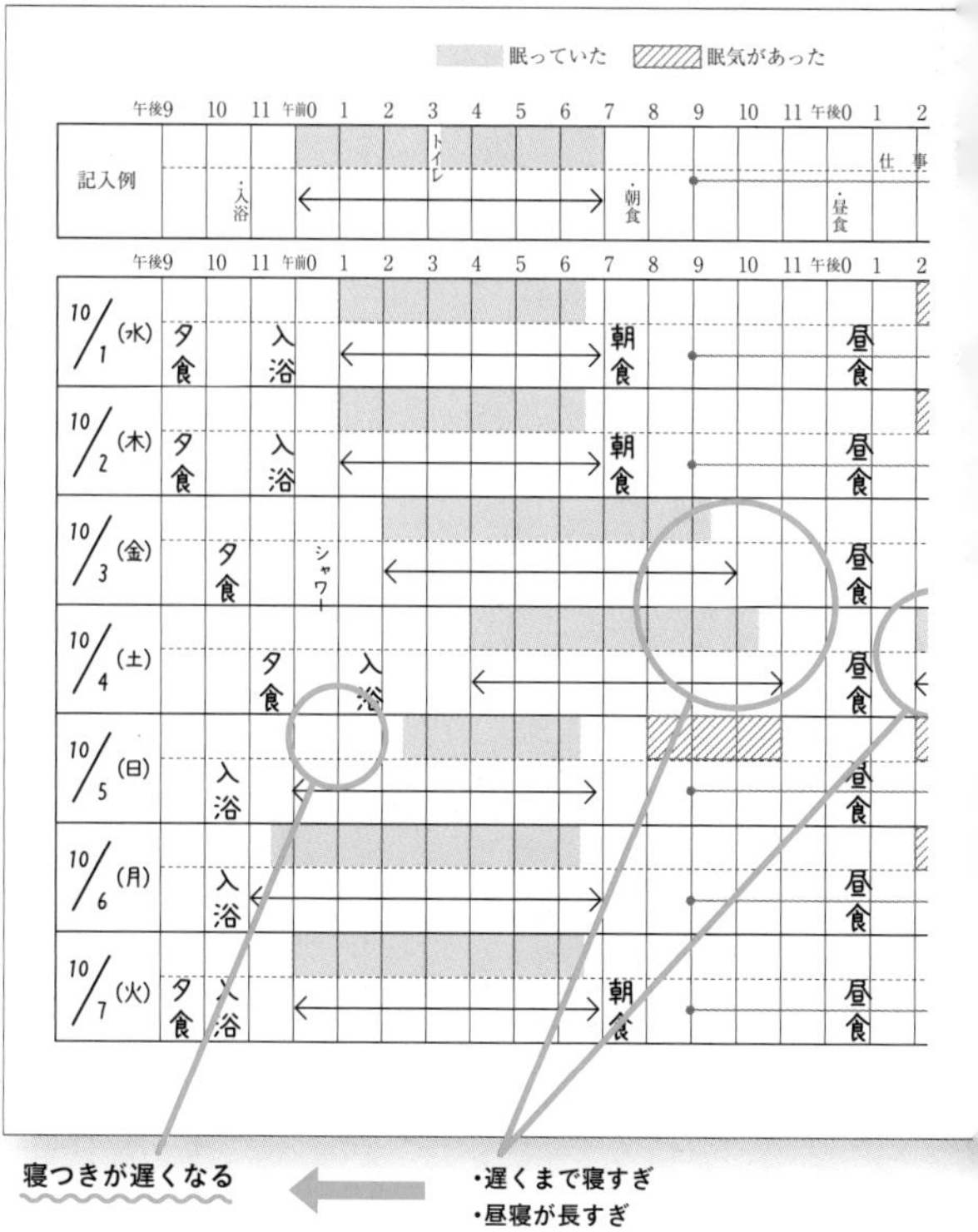
眠っていた
眠気があった
午後9 10 11 午前0 1 2 3 4 5 6 7 8 9 10 11 午後0 1 2
記入例
入浴
トイレ
朝食
昼食
仕事
10/1(水) 夕食 入浴 朝食 昼食
10/2(木) 夕食 入浴 朝食 昼食
10/3(金) 夕食 シャワー 昼食
10/4(土) 夕食 入浴 昼食
10/5(日) 入浴 昼食
10/6(月) 入浴 昼食
10/7(火) 夕食 入浴 朝食 昼食
寝つきが遅くなる
・遅くまで寝すぎ
・昼寝が長すぎ

ベストな睡眠リズムを知る
16-3

週末の寝すぎに注意！

睡眠不足が続くと、借金を重ねるように疲れがたまっていきます。

たとえ6時間睡眠であっても、10日を超えると徹夜明けと同じくらいに脳がもうろうとした状態になります。

お金も睡眠も、「負債」はいつか返さなければなりません。


土日が休みの場合、**睡眠負債は土曜日に返す**のが基本。

このときのポイントは、**起床時間を平日より1時間以上遅らせない**ことです。

平日6時起床であれば、土曜日は7時までに起きるようにします。ここで太陽光を浴びて朝食をとり、体内時計をリセットしてください。それでも眠ければ、その後もう一度睡眠をとりましょう。**午前中の睡眠は、前日の睡眠にプラス**されます。


これに効く！

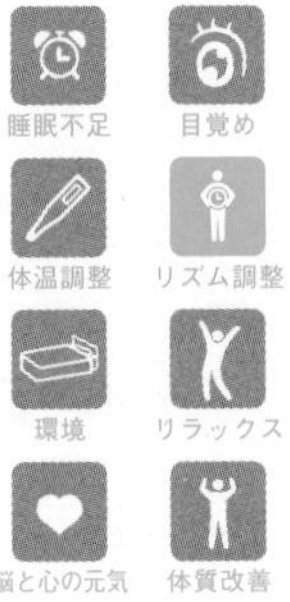

週末に「寝だめ」して睡眠不足を解消したい人は多いと思いますが、「寝だめ」は正確には睡眠をためているわけではなく、負債を返済しているだけ。

ここでは、便宜的に長く眠ることを「寝だめ」としていますが、睡眠負債を返すには、体内時計を乱さないように、バランスをとりながら「寝だめ」をする必要があります。

日曜日の朝は平日と同じ時間に起床し、月曜日の準備をすることをオススメします。寝だめをするなら、1時間以内にとどめましょう。日曜日も遅くまで寝ていると、いつもの就寝時間に寝つけず、憂うつな月曜日を迎えることになります。

もちろん理想は、平日も休日も変わらず同じ時間に起きること。

週末だけで補いきれないなら、平日の睡眠を30分延ばすよう心がけましょう。

ベストな睡眠リズムを知る
16-4

眠れなければ眠らない

これに効く!

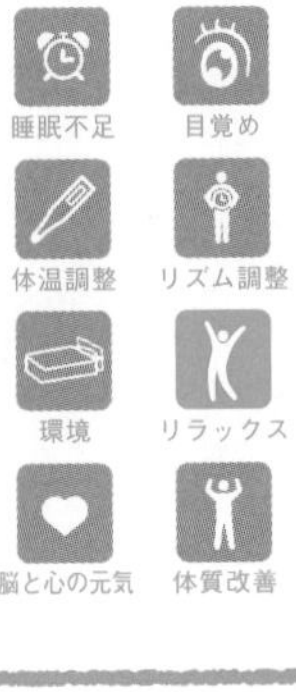

いろいろなリラックス方法を試しても、眠れない日もあるでしょう。

そんなとき、**眠らなければと焦れば焦るほど、緊張して眠れなくなります。**

エネルギーは、人が意識を向けたほうに注がれます。「眠れない」ことにエネルギーを注げば注ぐほど、「眠れない」状態にエネルギーを与えていることになります。

これでは、火に薪をくべているようなもの。いつまでも「眠れない」の炎が燃え続けます。

これは恋愛と似ています。双方の想いの強さが等しければ、良好な関係を築けますが、一方の想いが強すぎると、相手は負担になって逃げていきます。

「眠りたい、眠りたい」と、眠りを追いかけすぎると、眠りが遠ざかってしまいます。この過剰なエネルギーを鎮めましょう。

寝床に入って15分以上眠れず、不安やあせりを感じたら、いったん起きて静かに過ごし、眠気がくるのを待ちましょう。

「寝足りなかったら、昼寝でもしよう」

「今日眠れなかったら、明日眠ればいい」

眠れても眠れなくてもどちらでもいいという自由さは、**究極のリラックス状態につながります**。眠りのほうから、あなたに近づいてくれるでしょう。

眠れないときは、眠らない。眠くなったら、眠る。

このシンプルな法則を、ぜひ覚えておいてください。

快眠のための運動

17-1

スロージョギングで体温アップ

これに効く！

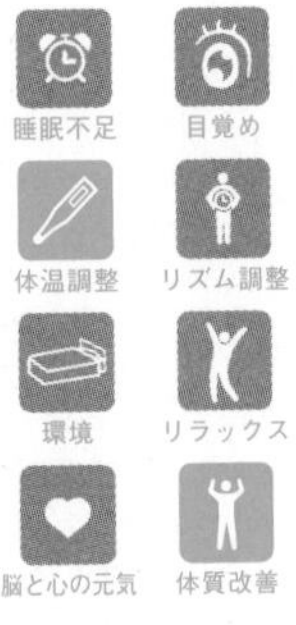

体温を上げ、睡眠のための適度な疲れをためることができるのは、運動です。

ここでは、**体力がない人でも楽に始められる効果的な有酸素運動**「スロージョギング」を紹介します。

早歩きより遅いスピードなので、つらさや苦しさを感じない運動です。

走り方は、左ページのイラストを参考にしてください。

高齢者を対象にした調査では、1日30分以上、週5日以上の歩行や運動習慣がある人は、睡眠の悩みが少ないことがわかっています。

スロージョギングは、準備運動が不要で、とても手軽な運動です。さらに、消費エネルギーはウォーキングの2倍もあり、ダイエット効果も、生活習慣病改善効果も期待できます。

継続することで、思考をつかさどる前頭葉《ぜんとうよう》が活発になることもわかっています。

夕方から就寝2時間前のスロージョギングで体温を上げ、ぐっすり眠りましょう。

スロージョギングの方法

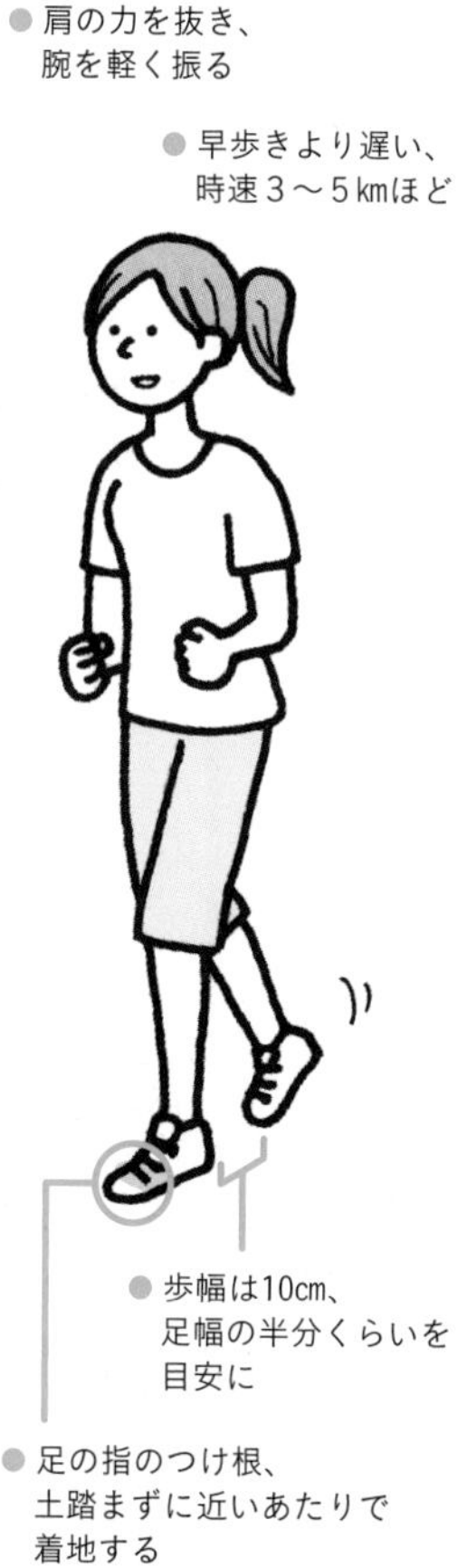
肩の力を抜き、
腕を軽く振る
早歩きより遅い、
時速3～5㎞ほど
歩幅は10㎝、
足幅の半分くらいを
目安に
足の指のつけ根、
土踏まずに近いあたりで
着地する

快眠のための運動

17-2

片足立ち1分で運動量を上げる

これに効く!

運動をしたほうがいいことはわかっていても、時間がない。
そんなあなたには、「ながら運動」がオススメです。

電車や信号待ちのときは、片足立ちをしてみましょう。

両足立ちに比べて2・75倍の負荷がかかり、左右ともに1分間×3回の片足立ちをするだけで、1日で約53分歩いたことと同じ運動量になるそうです。

特別な運動をしなくても、運動量を上げることは可能なのです。

とくに女性に多い「冷え」の改善には、**体を温めることと、筋肉をつけること、冷えて硬くなった筋肉をやわらかくすること**が基本です。

ながら運動の例

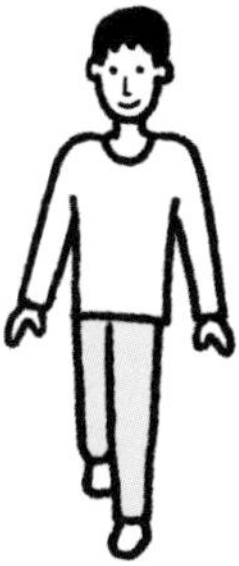

片足立ち

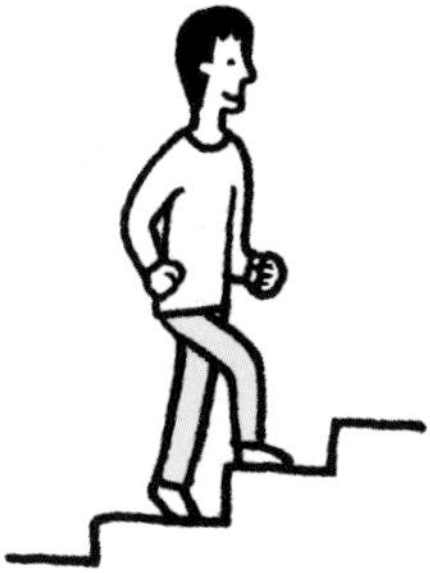

階段上り

歩幅を広くして大股で早歩きするだけで、運動量が増えるうえ、股関節がやわらかくなって血流量もアップします。

さらに全身の引き締め効果や、むくみ予防も期待でき、早歩きで時間短縮にもなります。背すじを伸ばして、胸から歩くように意識しましょう。

朝起きられない、何となく体調が優れないのは、こうしたながら運動で筋力をつけることで改善する可能性があります。

エスカレーターではなく階段を上ったり、少し遠回りをして帰ったりと、無理せず続けられる方法を見つけましょう。

快眠のための食事
18-1

健康にいい食事は睡眠にもいい

これに効く!

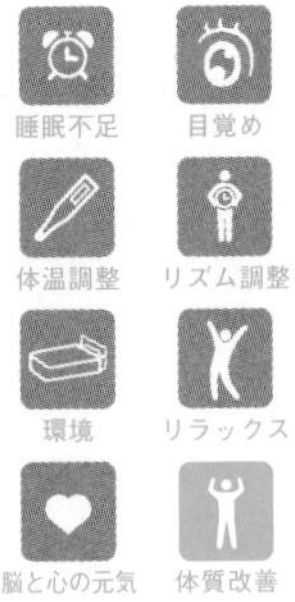

睡眠の質を上げるといわれている特定の栄養素だけをとれば、眠れるわけでありません。

食事はまず、健康にいいことが基本。**体が健康になると睡眠の質もよくなります。**

日本人に合った食事は、和食。**「カタカナ食」を「ひらがな食」に置き換えるだけ**で、体調がガラリと変わります。「パン」を「ごはん」に、「パスタ」を「うどん」に、「サンドイッチ」を「おにぎり」に換えていく、それだけです。

私は病気をきっかけに食生活を変えましたが、1カ月で体重が3キロ減り、疲れにくくなりました。それだけでなく、頭がクリアになり、朝の目覚めがよくなりました。

食事置き換えの例

カタカナ	ひらがな	カタカナ	ひらがな
パン	ごはん	ピクルス	ぬか漬け
ラーメン	そば	フライ	天ぷら
パスタ	うどん	チーズ	納豆
サンドイッチ	おにぎり	ソース	しょうゆ
ピザ	お好み焼き	ケーキ	まんじゅう
スープ	みそ汁	クッキー	せんべい

※幕内秀夫『粗食のすすめ』(東洋経済新報社)より

20年ほど続けていますが、今は全体の3分の2が和食で、あとは好きなものを食べています。

脂質が少なく、食物繊維やビタミン、ミネラルが豊富な和食は、世界を代表する健康食。最近では「まごわやさしい」というキーワードも注目されています。

「ま」豆類、「ご」ごま(種実類)、「わ」わかめ(海藻類)、「や」野菜、「さ」魚、「し」しいたけ(きのこ類)、「い」イモ類。和食のメリットが凝縮されていて、積極的に取り入れたい食材です。

1カ月後の体調の変化を楽しみに、ぜひ今日から和食中心の生活を始めましょう。

快眠のための食事
18-2

朝食までの空腹時間を長くする

これに効く!

睡眠不足　目覚め
体温調整　リズム調整
環境　リラックス
脳と心の元気　体質改善

英語で朝食を表わす「ブレックファスト（Breakfast）」には、もともと「断食」の状態を「破る」という意味があります。その言葉通り、**朝食は空腹状態でとりましょう**。

夕食を19時にとり、朝食を朝の7時にとったとしたら、12時間も空いているので、まさにブレックファスト。この空腹時間が長いほど、体内時計がリセットされやすいことがわかっています。

空腹状態で食事をとると血糖値を下げるホルモンであるインスリンの分泌量が多くなり、インスリンから来たシグナルが体内時計のスイッチを押すのです。インスリンは血糖値が上がると分泌されるので、朝食には炭水化物をとりましょう。

朝食までの空腹時間を長くする

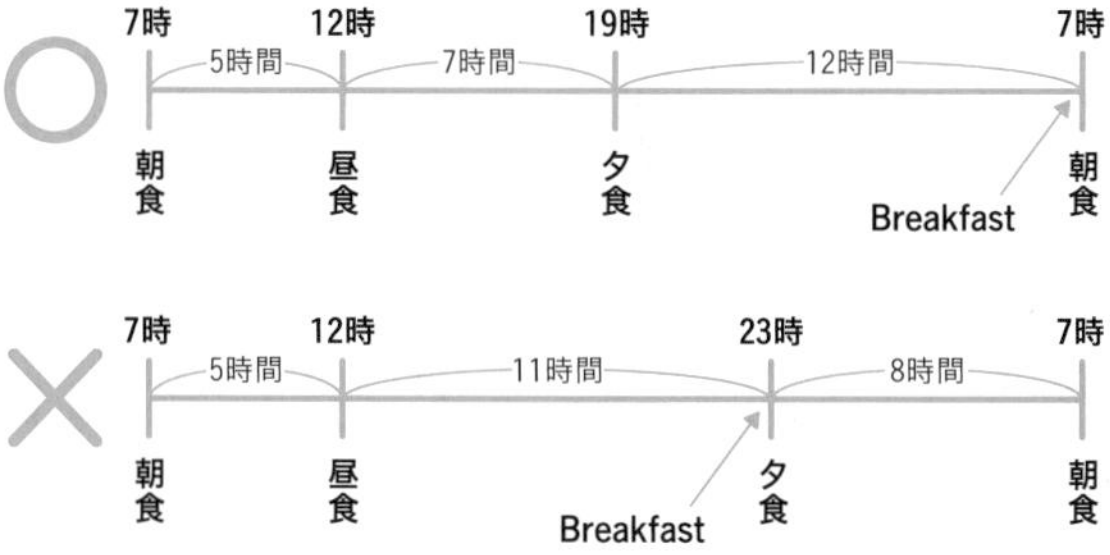

夜遅い食事は、朝食までの間が短くなるので、リセット力が弱くなります。仕事が忙しくて昼の12時に昼食をとったあと、次の食事が帰宅後の23時だとしたら、この間は11時間も空くことになります。

夜食がブレックファスト、つまり夜に朝食をとっていることになり、**体内時計がバラバラに崩れて時差ボケ状態になってしまいます。**

おにぎりひとつでもいいので19時頃にとっておき、体内時計を乱さないように心がけましょう。

快眠のための食事
18-3

夕食にはサパーを

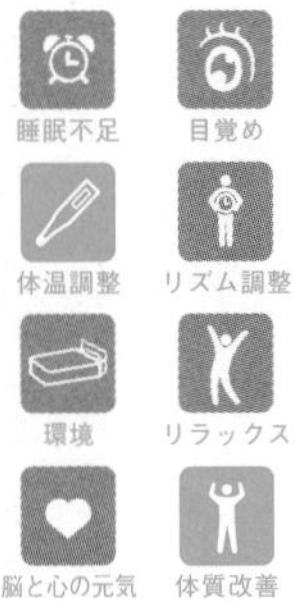

イギリスに住んでいたとき、現地の人の夕食がとても質素で驚きました。パンとスープと缶詰のベイクドビーンズ、まるで朝食のような食事。実はこれが睡眠にはいいのです。

日本では「夕食＝ディナー」といいますが、イギリス人にとってディナーとは毎日食べるものではなく、特別な豪華な食事。

通常の夕食はサパー（ｓｕｐｐｅｒ）と呼んでいます。

サパーはもともと「スープ（ｓｏｕｐ）だけの食事」を意味する言葉です。**快眠のためには、就寝までに消化活動を終える**必要があるので、サパーは理にかなった食事というわけです。

就寝3時間前までに、バランスのいい軽めの夕食をとりましょう。

消化不良を起こしやすい揚げ物や焼肉は、4時間前までにとるのが理想です。血液中の糖分や脂肪が高いと、成長ホルモンの分泌が抑制されてしまいます。夜遅い食事には気をつけましょう。

消化にいいのは、**脂肪が少なく、やわらかくて温かいメニュー**。夕食が遅くなったら、雑炊やうどん、鍋料理がいいでしょう。

ちなみに、体内時計を活用した「時間栄養学」という新しい栄養学では、脂肪を合成するタンパク質が激増するのは、22時から深夜2時だといわれています。

また、1週間の中で最もエネルギー代謝量が高いのが水曜日で、低いのが月曜日。ごちそうを食べたいときは太りにくい水曜日に、月曜日は低カロリー食にするのがオススメです。

快眠のための食事
18-4

鍋料理や辛い食事で体温を上げる

これに効く！

10ページで紹介したように、深部体温が下がると人は眠くなります。

とくに、**夕食で体温をしっかり上げると深部体温は急激に下がり始める**ことを覚えておいてください。

夕食にトウガラシの主成分カプサイシンをとると、一時的に体温が上がることがわかっています。夕食のときにカプサイシンを錠剤で1，000ミリグラムとった実験では、体温が上昇した2時間後には体温が0・6度下がったそう。

ただし、大量のカプサイシンが体内に入ると、粘膜が傷つきやすくなって胃腸が荒れたり、咳が出やすくなるので、気をつけましょう。

とくに辛味に敏感な人は、無理して食べる必要はありません。

体を温める生姜ドリンク

1 熱湯でカップ1杯（200mℓ）の紅茶を入れる

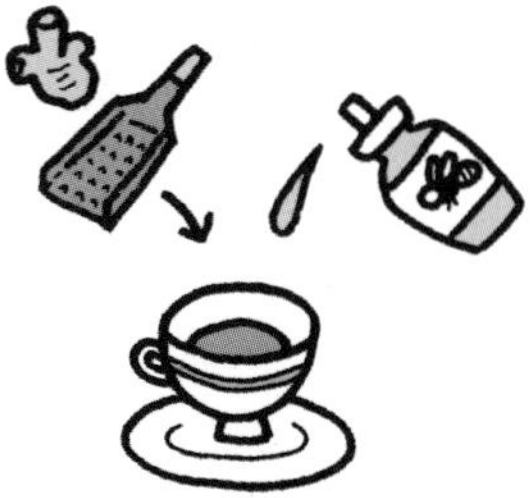

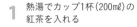

2 1のカップに、すりおろした生姜を小さじ1、ハチミツ大さじ1を加え、よく混ぜる

体温を上げるのにオススメは、鍋料理です。寄せ鍋、湯豆腐、水炊き、かき鍋、ちり鍋、みぞれ鍋など、体がポカポカしてきます。

とくに**エビやカキ、ホタテなどに含まれているグリシンというアミノ酸は、深部体温を下げて睡眠の質を高める成分**として注目されています。鍋に入れてみましょう。

体を温めるといえば、生姜を忘れてはいけません。スープや炒め物に、生姜の千切りを加えたり、生姜ごはんにするのもいいですね。

生姜とハチミツを紅茶に入れるだけの、あったかドリンクもオススメです。

快眠のための入浴

19-1

基本入浴はぬるめのお湯に15分

これに効く!

睡眠不足　目覚め
体温調整　リズム調整
環境　リラックス
脳と心の元気　体質改善

睡眠の質を上げる入浴法を知っておきましょう。

基本は、ぬるめのお風呂に15分入ること。お湯の温度は、夏は38～40度、冬は39～41度です。全身浴で15分くらいゆっくり入ると、**体温上昇だけでなく、精神的なリラックス効果も得られます**。

入浴剤を入れると保温効果が高まり、湯冷めをしにくくなるのでオススメです。

実は、体温と睡眠には密接な関係があります。

体温は1日の中で約1度の高低差があり、最低になるのは起床2～3時間前、最高体温はいつも入眠する時間の約5時間前となります。

たとえば、24時に寝て朝の7時に起床している人の最低体温は5時頃、最高体温は

1日の体温の変化

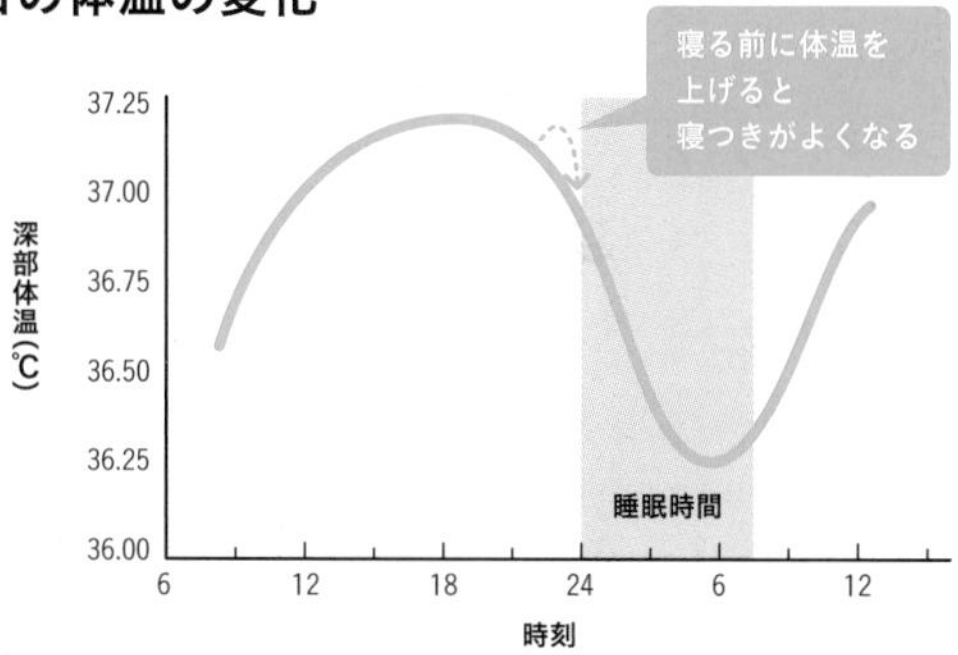

※「Duffy L. et al: Am J Physiol 275: R1478-R1487,1998」をもとに作成

19時頃。そして、入眠1～2時間前から睡眠ホルモンのメラトニン分泌が活発になるため、体温は急激に下がります。

上のグラフのように、**寝る前に体温を少し上げると、体温がストンと下がるタイミングで寝つきやすくなります**。就寝1～2時間前の入浴は、寝つきをよくしたり、深い眠りが増える効果があります。

冷えやすい人は就寝30分前に短めに入り、ほてりやすくすぐに眠れない人や、熱めの湯が好きな人は2～3時間前に入りましょう。

快眠のための入浴

19-2

冷えや疲れに効く！熱めのお風呂

これに効く！

睡眠不足　目覚め
体温調整　リズム調整
環境　リラックス
脳と心の元気　体質改善

冷え性の人は末梢血管が十分に開かず、深部体温が下がりにくいため、熟睡感がありません。体温上昇もしにくいので、朝は元気が出ずスロースターター。

そんなあなたは、熱いお風呂に入りましょう。

オススメなのは、HSP（ヒートショックプロテイン）入浴法です。

HSPとは、ストレスで傷ついた細胞を修復し、元気にするタンパク質のことです。

体は「ストレス」と感じるけれど、細胞が死ぬほどではない熱ストレスを与えることで、**体内のHSPが増える、免疫力がアップする、疲れにくくなる、低体温が改善する**などの効果があります。

詳しい入り方は、次のページを参考にしてください。

ヒートショックプロテイン入浴法

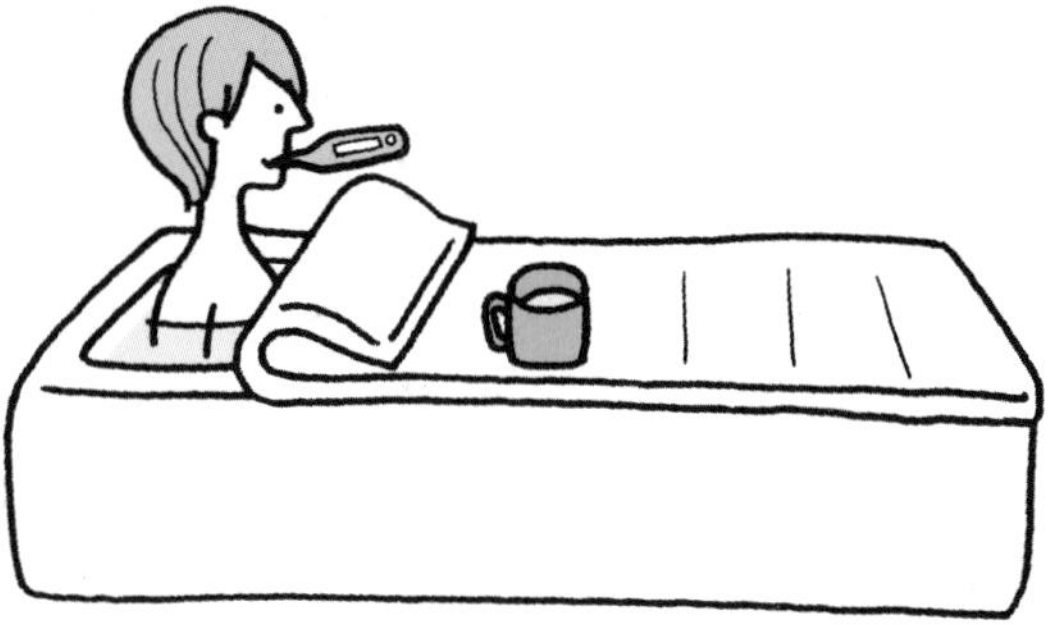

- 湯温は42℃が目安
- 水分補給をしながら10〜20分
- 体温計を口にくわえて舌下38℃になるまで入る
- 温めた体を冷まさないよう、水分補給はぬるま湯で

ＨＳＰ入浴法のポイントは、**体温を38度まで上げることと、入浴後に保温しながら汗をしっかりかくこと**です。

入浴後に体の水滴を拭きとったらバスローブを着て、靴下をはきます。ガウンや毛布を羽織って首にタオルを巻き、15分以上、汗をダラダラかくようにしましょう。

保温後は、汗を拭きとって着替えます。体温がかなり上昇するので、就寝２時間以上前に入りましょう。

私の快眠講座でも、実際にやってみた人の満足度が非常に高いメソッドです。翌朝からスッキリ目覚められ、代謝が上がって体も軽くなるという、オススメの入浴法です。

ぜひ一度、試してみてください。

注意事項

- 体力がいる入浴法なので無理をせず、徐々に体温を38度まで上げていきましょう
- HSPは入浴の翌日から増え始め、2日後がピークになります。週に2回行うくらいのペースが効果的です
- 低体温の人は、最初の10日間ほど毎日続けると、平熱が上がります
- 月経のときは、めまいや立ちくらみを起こしやすいので控えましょう

快眠のための入浴

19-3

入浴の気力がない日は手浴と足浴

これに効く!

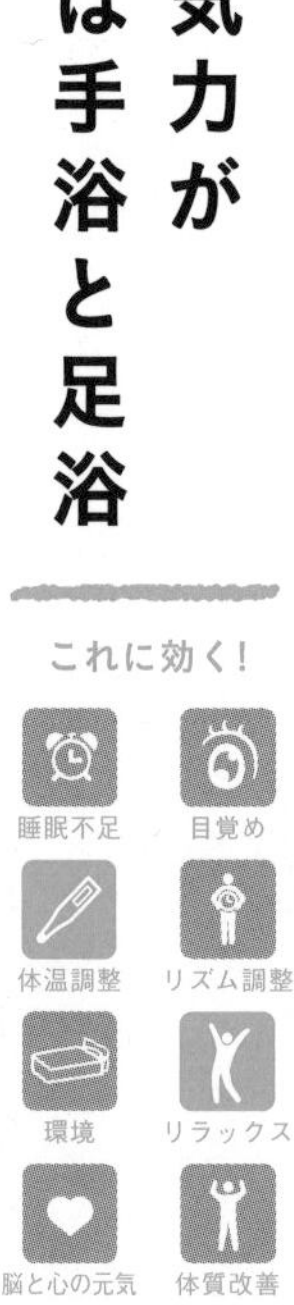

疲れすぎてお風呂に入る気力がない。生理で湯船に入りたくない。

そんなときは、手浴と足浴がオススメです。

手浴と足浴は、43度くらいの熱めのお湯を使います。とくに手は心臓に近いので、温まった血液がすぐに心臓に届き、素早く全身が温まります。手首の上までしっかり浸けて10分くらい、全身がぽかぽかしてくるまで温めましょう。

足浴（足湯）の方法は40ページを参考にしてください。

手浴は洗面所のシンクにお湯をはるだけでいいので、自宅でも出張先のホテルでも手軽にできます。冬に湯冷めをしたときにも、かんたんに温め直すことができます。

手首のストレッチ

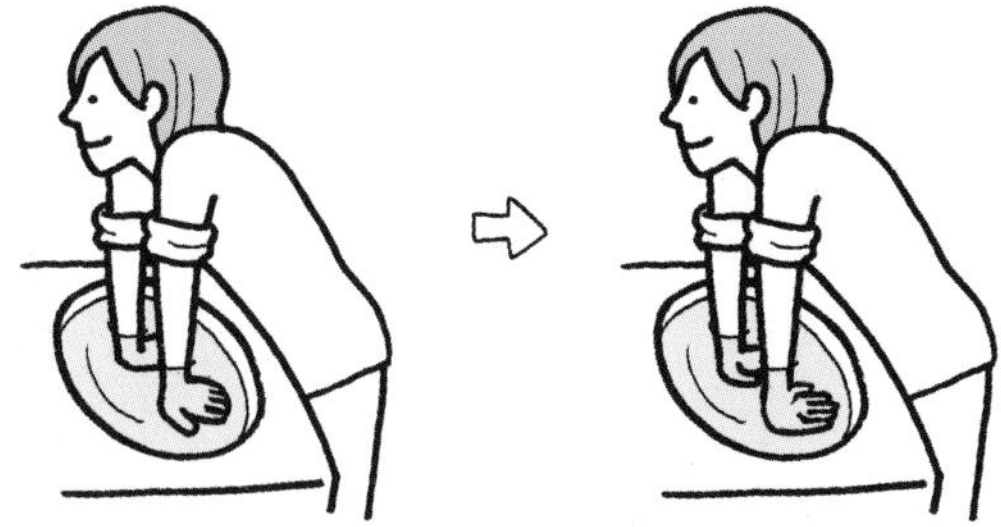

1 親指を外側に向け、手のひらを台から離れないようにする。
ヒジは伸ばして体重を後ろにかける

2 手の甲を台につけて体重を後ろにかける

手浴はストレスが強いと感じるときに、オススメの入浴法です。

手は「第2の脳」と呼ばれ、脳が緊張しているときは、手は冷たく硬くなっています。手にはたくさんの神経が張りめぐらされていて、それらは直接脳につながっているものが多いからです。

少し温まったら、上のイラストを参考に、手首のストレッチもしてみましょう。

手浴でストレスケアをして、心地よく眠りにつきましょう。

快眠のためのアロマ
20-1

ラベンダーは「真《しん》正《せい》」を選ぶ

これに効く！

眠りに効くというラベンダーの香りを嗅いでも、安眠効果を感じられない……。
それは、本当に効果があるラベンダーではないかもしれません。

鎮静効果をもたらす成分の酢酸リナリルを35パーセント以上含む「真正《しんせい》ラベンダー」を選ぶのが正解です。

「ラベンダー・スピカ」「ラベンダー・ストエカス」「ラバンジン」などは、酢酸リナリルの含有量が低いため、あまり眠りの助けにはなりません。

真正ラベンダーは実に万能なオイルで、**鎮痛作用、鎮静作用、安眠作用、抗ウイルス作用、通経作用、血圧降下作用**などの効果があります。

現代アロマテラピーが発展したきっかけは、フランスの調香師ガットフォセが実験中に火傷を負い、近くにあったラベンダー精油を塗ったところ、驚くほど治りが早かったことでした。

その後、精油の薬理作用の研究が進んだのは有名な話です。

いちばん手軽な精油の使い方は、ティッシュに1滴含ませて枕元に置くことです。専用のアロマディフューザーを使えば、さらに香りが楽しめます。入浴中に使うときは、粗塩や日本酒大さじ1に、精油を3~5滴混ぜ合わせましょう。オイルを直接入れるとお湯に浮いてしまうのと、肌への刺激が強いので気をつけてください。

基本的に、精油を原液のまま皮膚に塗るのは厳禁とされていますが、真正ラベンダーだけは別です。傷の治りが早くなるので、1本あると便利です。

私も蚊に刺されたときや、愛猫に引っかかれたときは、ラベンダーオイルを塗っています。

快眠のためのアロマ 20-2

認知症に効くアロマは睡眠にもいい

これに効く!

以前、テレビの健康番組「みんなの家庭の医学」（朝日放送系列）で、認知症に効くという4種類のアロマが紹介されました。

その後1カ月以上、店頭から消えるほどの人気ぶり。実はそのアロマは、よりよい睡眠のためのアロマでもあるので、ここで紹介します。

使い方はこうです。

朝は、ローズマリー2滴とレモン1滴をブレンドして、午前中に2時間以上嗅ぎます。夜には、ラベンダー2滴とオレンジ1滴をブレンドして、就寝1時間前から嗅ぎ始めてください。

番組によると、これらのブレンドオイルで**嗅覚をつかさどる嗅神経《きゅうしんけい》を刺激し、海馬**

の機能が回復して脳が若返るということでした。

この朝晩の香りは、**高齢者だけでなく、自分の睡眠を変えたいどんな人にでも有効**です。

活性系の朝の香りで元気になり、鎮静系の夜の香りでリラックスすれば、ぐっすり眠ることができるのです。

ラベンダーが苦手な人でも、オレンジを混ぜることで印象が変わり、万人向けの香りになるので、ぜひ試してみてください。

認知症に最も効果的なのは、よく眠ることだともいわれています。睡眠は、認知症と関係する脳の老廃物を除去する役割を担っているからです。

アロマはその手助けをするひとつの方法です。

夜の睡眠と昼の活動をセットで考えて、アロマを活用してみてください。

快眠のためのアロマ
20-3

5つのアロマのシーン別ブレンド法

これに効く！

たくさん種類がある精油の中から、使いやすくてクセがない5つの精油をセレクトしました。

これらを組み合わせて、効果的に使う方法をご紹介します。

真正ラベンダー
さわやかなフローラルの香り

- 深いリラックスや安眠したいときに
- 頭痛や筋肉痛、生理などの痛み、免疫力強化に
- 火傷の応急手当て、ニキビや傷の回復に
- 使用期限は開栓から1年

ユーカリ
清涼感があるクリアな香り

- 息苦しさを解放し、イキイキしたいときに
- 鼻づまり、花粉症、風邪、喉の腫れに
- 細菌増殖を防ぐ、炎症を鎮める
- 使用期限は開栓から1年

ペパーミント

スッキリとした
ミントの香り

- 眠気覚まし、アイデア、ひらめきに
- 二日酔いの吐き気、鼻づまりや花粉症に
- 日焼けやかゆみ、虫に刺されたときに
- 使用期限は開栓から1年

ゼラニウム

ローズに似た
フローラルな香り

- 情緒不安定、女性ホルモンを整えたいときに
- むくみ、生理痛、PMS、更年期障害などに
- シワやシミの改善に
- 使用期限は開栓から1年

オレンジスイート

果実そのままの
スイートな香り

- 気分を明るくしたい、ぐっすり眠りたいときに
- 下痢や便秘、食欲がないときに
- 肌を整えたいときに
- 使用期限は開栓から半年

□ イライラして眠れない、頭が疲れているときに

【真正ラベンダー＆ペパーミント】

□ クヨクヨして眠れない、不安が強いときに

【オレンジスイート＆真正ラベンダー＆ゼラニウム】

□ 幸せな気分で眠りたいときに

【ゼラニウム＆真正ラベンダー】

□ 暑くて眠れないときに

【真正ラベンダー＆ペパーミント】

【ゼラニウム＆ペパーミント】

【オレンジスイート＆ペパーミント】

好きな組み合わせで

□ 気持ちよく目覚めたいときに

【ユーカリ＆ペパーミント】

□ 寝ても疲れがとれないときに

【ユーカリ＆オレンジスイート】

清涼感のあるペパーミントとユーカリは、単体で使うときは朝や日中に適した香りです。これらを鎮静系の精油にブレンドすることで、イライラを静めたり、風邪や花粉対策として入眠に使えます。

体感温度が下がるペパーミントは、夏の眠りに活用したい香りです。単体だと目が覚めてしまうので、ラベンダーやゼラニウムに1滴混ぜると、スーっとしながらもリラックスして眠くなります。

ブレンドアロマは香りの相乗効果が期待できます。

相性のいい5種類をセレクトしましたので、気軽に楽しんでみてください。

第5章

眠りが変わると人生がうまくいく

睡眠を変えると、
体だけでなく思考や生き方まで変化してきます。
この章では、毎日を前向きに
生きたいと願うあなたに知っていただきたい
「眠りと人生」について紹介します。

眠りを仕事に生かす

21-1

睡眠を「ひらめき」に変える

これに効く!

アインシュタインの「相対性理論」や、ビートルズの「イエスタデイ」など、偉大な発明や発想は、睡眠中の夢がヒントとなっていることが数多くあります。

人生で壁にぶち当たったら、眠りに身を任せましょう。

睡眠中は顕在意識のフィルターが外れるため、思ってもみないアイデアが浮かんでくることがあります。

枕元にメモ帳を用意して、起きたらすぐ、浮かんだアイデアを書きとめましょう。

ドイツの実験で、興味深い報告があります。

被験者に「ひらめき」を必要とする、難易度の高い数列ゲームを出題しました。

3つのグループに分け、訓練したあと、①8時間睡眠するグループ、②眠らずに夜8時間起き続けたグループ、③眠らずに昼間8時間起きていたグループの3つに分けて、再び同様のゲームを実施するというもの。

数列ゲームに隠された法則を見抜いた人の数が、グループによってかなり差があったのです。

なんと、①の睡眠をとったグループは、眠らなかった②③グループの3倍近い好成績だったそうです。

この研究者は、**睡眠中の情報整理のプロセスの中で、起きているときには思いもつかなかった「ひらめき」が得られた**のではないかと結論づけています。

睡眠をひらめきに変える。

そんなワクワクする可能性を生かして、あなたの悩み解決の糸口を見つけてみませんか。

眠りを仕事に生かす

21-2

学習効果を高める眠り方

睡眠学習ができるかも……。

そんな期待をして睡眠中にテープを聴く必要はありません。**学習してすぐに眠るだけで、記憶は強化**されるからです。

英会話や資格試験の勉強も、ピアノの練習も、学習したあと、記憶が新しいうちに眠りましょう。寝るまでに、脳に余分な情報を入れないことがポイントです。

さらに、朝起きたあとに復習すれば完璧です。

学習と睡眠に関するさまざまな実験から、**演奏も暗記も、学んだ直後にしっかり睡眠をとると、成績が飛躍的に向上**することがわかっています。

これに効く！

睡眠不足　目覚め
体温調整　リズム調整
環境　リラックス
脳と心の元気　体質改善

ただし、学習したあと午前2時から睡眠をとった場合は、効果が上がりませんでした。

24時前に就寝できるタイミングで学習するのが効果的だそうです。

私たち人間は、すごく驚いたことやうれしかったことは、いつまでも覚えているようにできています。つまり、感情と連動させると、記憶がさらに脳に定着しやすくなるのです。

英語のフレーズであれば、文例に登場する人になりきって感情を乗せながら、声に出して何度も繰り返しましょう。最近の研究では、**言葉と動作を連動させると、睡眠中の記憶が強化される**という報告もあります。

ジェスチャーも交えながら覚えたら、すぐに眠りにつきましょう。

眠りを仕事に生かす

21-3

睡眠の優先度を上げる

これに効く!

- 睡眠不足
- 目覚め
- 体温調整
- リズム調整
- 環境
- リラックス
- 脳と心の元気
- 体質改善

日本人の睡眠時間は、年々減り続けています。

世界的に見ても韓国と1、2位を争う短さで、とくに日本人女性の平均睡眠時間は、世界一短いことがわかっています。確かに現代人は、やることが多すぎます。職場で人が辞めても補充されず、一人当たりの仕事量は増えていく一方。まじめで勤勉な日本人は、睡眠時間を削ってでも仕事をしてしまい、疲労してしまうのです。

健康的でシンプルに生きる秘訣は、**「やらないこと」を明確にしていく**こと。

星野リゾートの星野佳路社長が語っていた、印象的な言葉をご紹介します。

1　会いたくない人とは会わない

2　行きたくないところへは行かない
3　やりたくない仕事はしない
4　睡眠は7時間とる
5　スーツを着ない

どうでしょうか。やらないことがかなりハッキリしています。睡眠を大切にしていることもわかります。何を断ち、何を捨てるか、その基準が明確になると、**自分が大切にしたいことも浮き上がってきます**。さらに、集中力も高まります。

もっと睡眠の優先順位を上げましょう。睡眠の質を高めたら、時間は短くてすむものではありません。6時間以上は必要ですし、6時間でも足りない人も大勢います。活動の残りの時間を睡眠に充てるのではなく、まず睡眠時間を確保して、残りの時間を活動に割り振ってみる。タイムマネジメント力を磨く機会として、取り組んでみましょう。

眠りを仕事に生かす

21-4

入浴時間を決める

睡眠の優先度を上げたいけれど、つい寝る時間が遅くなる。

そんなあなたは、**入浴時間を決めましょう**。

23時半に就寝するなら、22時に入浴すると決めます。

明日にまわせることは**「今日やらない」と決めて手を止め、パソコンやスマートフォンの電源を落として入浴します**。

すると意外なほどかんたんに、早く就寝することができます。

「これが終わってから寝る」と思って作業するより、「22時までに終わらせる」と期限を設けたほうが、脳の回転速度は速くなります。

これに効く！

やりきれなかったことは、早起きしてやりましょう。**デッドラインが決まっていると朝起きたときの眠気も早く消え、パフォーマンスが高まります。**

「時間までに仕上げられなかったら……」という不安もあるかもしれませんが、大丈夫です。仕事ができる人は、常に完璧である必要はないと考えています。ポイントを押さえて8割できればいいのです。

そんなコツもつかめるようになるでしょう。

早寝を始めてみると、なかなか止められなかった、夜のテレビやインターネットが必要なかったことに気づくはずです。

情報化社会の現代は、常に情報に触れていないと取り残されるのではないかと、不安を抱きやすいもの。それを「やらない」と選択できたら、自信も生まれます。

「たっぷり眠っているのに、時間に余裕がある」

この逆転の発想で、人生のゆとりを生み出しましょう。

睡眠で人生を変える

22-1

睡眠は願いをかなえる

新年になると宣言する、「今年の目標」。秋になって、なかなか達成できていない自分に気づき、イライラしたり、自信をなくしたりした経験はありませんか。

安心してください。**目標が達成できない原因は、睡眠不足**にあるかもしれません。

毎日の睡眠習慣と新年の誓いの達成度を調査したイギリスの研究によると、睡眠をしっかりとっている人のほうが、約4割も、目標の達成率が高いことがわかりました。

睡眠不足は疲労感を招き、それが自己コントロールに影響を与えます。

「できなくても仕方ない」「どうせ自分なんてこんなもの」などと意欲がなくなり、諦めやすくなってしまいます。

だから**睡眠を十分にとれば意志が強くなり、目標達成に近づいていく**のです。

これに効く!

睡眠不足　目覚め
体温調整　リズム調整
環境　リラックス
脳と心の元気　体質改善

アメリカのビジネス・エグゼクティブの間では、睡眠の重要性を訴える人たちが増えています。その代表的な存在が、米ネットメディア、ハフィントンポストを創設したアリアナ・ハフィントン女史です。

すでに大成功を収めていた彼女でしたが、過度の疲労や燃え尽き感、睡眠不足で元気のない自分に、満足できない時期がありました。

そんなとき、階段で転倒して大けがを負ってしまった彼女。事故をきっかけに、睡眠の重要性を再認識したそうです。4～5時間だった睡眠時間を、1日30分長くとることから始め、最終的には7～8時間にしたそう。これが、劇的な変化をもたらしたといいます。

「成功と幸福感を同時に手に入れるためには、十分な睡眠をとることが不可欠」

彼女はそう語っています。

自分の人生の本質に向き合うと、自然に睡眠の優先度は高くなります。1日30分長く眠るところから始めてみましょう。

睡眠で人生を変える
22-2

夜の眠りを楽しみに1日を過ごす

仕事の達成感がなく、限界を感じている。

そんなときには、人生の発想を変えてみましょう。

経済的な成長が頂点まできている現在、仕事の成功だけに焦点を当てていると、不満足に終わる日も多くなってしまいます。

どれだけやっても満足感がない。そして夜は、疲れたからバタンと寝る。

毎日の眠りの時間が、そんなふうではもったいないと思いませんか。


温かい布団で眠れる幸せを味わってみましょう。

つらい1日を過ごしたとしても、やわらかい布団は、今日もやさしくあなたを包み

これに効く！

睡眠不足
目覚め
体温調整
リズム調整
環境
リラックス
脳と心の元気
体質改善

込んでくれます。体が重力から解放され、リラックスする至福のとき。

そんな眠りを楽しみにして1日を過ごすという、新しい発想を試してみませんか。

これに共感したある30代の女性は、「23時半に寝たいから、仕事は19時までに終わらせる」と行動が変わりました。

19時に会社を出るために、仕事の集中力と発想力が上がり、企画がバンバン通るようになったそう。毎日がよりよい1日だったと感じ、自分をもっと大切にしてあげたいとていねいにスキンケアをするようになり、前向きで幸せな気持ちが芽生えてきたそうです。

さらに食事や入浴法、枕も変えたそうで、「本当に眠りが変わり、感動しています！」といううれしいメールが届きました。

毎日の眠りは、あなたの味方です。

ぜひ今晩の眠りを楽しみに、1日を過ごしてみてください。

睡眠で人生を変える

22-3

睡眠は人の器を大きくする

これに効く!

私たちは人の風格や考え方、価値観を「器の大きさ」にたとえます。
自分の「器」を大きくし、大らかで人にやさしくなりたければ、まずしっかり眠りましょう。

睡眠不足のときの、心身の状態をイメージしてみてください。
頭がぼんやりしてミスをしやすく、意欲が低下している。
イライラしやすく、自分のことだけで精一杯。
睡眠不足のとき、人の器は確実に小さくなっています。

自己中心的で器が小さくなっている自分を、責める必要はありません。

ただ、しっかり眠ればいいだけです。

ぐっすり眠って気持ちよく目覚めた朝は、気持ちも前向きになるはずです。足取りも軽く、自然と笑顔で挨拶をしていることでしょう。

私たちは、器が大きい魅力ある人間になるために、本を読んだり、インターネットで情報を収集したり、セミナーや研修に参加したり、人と会って刺激を受けようとします。

しかし、**睡眠不足で器が小さいままなのに、あれこれ必死に頑張ったとしても、その結果は小さな器に見合ったもの**でしかありません。

眠りにつくときには、深くゆっくり息を吐きながら、意識を広げていきましょう。

まずは眠ってリラックスし、器の大きい状態を自分に体験させることが大切です。

その大きな器で1日をスタートすれば、大きな成果を手に入れられるはずです。

睡眠で人生を変える

22-4 相反する2つのバランスをとる

白黒の太極図が象徴する「陰陽思想」をご存じですか。

睡眠の質を高める秘訣は、この相反する2つのバランスを保つことにあります。

昼の活動と夜の睡眠は、太極図の白と黒のように、本来同じ価値があるもの。睡眠は無駄な時間ではなく、昼の活動を成り立たせる土台です。土台がグラついていては、活動の成果も不安定。睡眠環境を整えて、ぐっすり眠りましょう。

反対に、**眠れないときは、昼の活動を充実させること**に意識を向けましょう。感動する映画を見たり、運動をしたり、趣味に没頭したりすると、適度な疲れと充実感で、夜はぐっすり眠れることでしょう。

これに効く!

睡眠不足　目覚め
体温調整　リズム調整
環境　リラックス
脳と心の元気　体質改善

相反する2つで成り立っているものは、睡眠中にもあります。睡眠にはノンレム睡眠（脳の眠り）とレム睡眠（体の眠り）があり、交互に繰り返されています。

深いノンレム睡眠が合図となって分泌される成長ホルモンには、新陳代謝を高めて疲労回復を促す役割があります。

しかし、ノンレム睡眠だけでは十分に疲れがとれません。

レム睡眠中に夢を見ながら記憶を整理することで、精神的なダメージが回復されていくからです。**ノンレム睡眠とレム睡眠が、交互にバランスよく繰り返されているのが、質の高い眠り**です。


全体を考えながら、この2つのバランスを保つことが大切です。

これは人生においてもいえることです。うれしいことがあれば、つらいこともある。苦しみを体験しているから、喜びが感じられるのです。

一喜一憂せずに穏やかに過ごし、人生全体でバランスをとっていきましょう。

睡眠で人生を変える

22-5

ベストな眠り方は自分で決める

これに効く!

睡眠不足　目覚め　体温調整　リズム調整　環境　リラックス　脳と心の元気　体質改善

「快眠のためには朝食は必要でも、1日1食が健康にいいという医師もいます。何を信じたらいいかわかりません」

そんな質問を受けたことがあります。

睡眠科学では、食事は決まった時間に3食とることがいいとされていますが、実年齢より20歳も若く見えることで有名な医師の南雲吉則《なぐもよしのり》氏は、朝昼は食べず、1日1食、それも就寝直前にだけ食事をとることをすすめています。

睡眠科学的には正しくありませんが、南雲先生は実際に若々しく健康的なうえ、なぜそれがいいのかという根拠もあります。

睡眠科学は、科学的な根拠をもとに語られますが、それは「多くの人が当てはまるので、やってみる価値がある」ということだと思ってください。

試してみて自分に合わなければ、別の方法にすればいいのです。


絶対的に正しい答えがあるわけではありません。

むやみに正しい答えを他者に求めていることが、反対にあなたを疲れさせているのかもしれません。

睡眠や健康にいいといわれることは試してみて、自分の体にたずねてみる。そして、合わなければやめる。これを繰り返しながら、自分のスタイルを確立していくことが大切です。


「私には、この眠り方がピッタリ!」

そう自信を持っていたなら、眠り以外の人生の質も高まっているでしょう。

睡眠で人生を変える
22-6

明日のために眠る

これに効く！

睡眠不足　目覚め
体温調整　リズム調整
環境　リラックス
脳と心の元気　体質改善

忙しい日々に追われ、あなたの睡眠は、1日の疲れをとることだけが目的になっていませんか？

睡眠は、**活動の後始末のためにあるのではなく、もっとポジティブなもの**です。

人が生まれてくる過程で、眠りがどのように芽生えるのか考えてみましょう。まず受精の瞬間には、睡眠も覚醒もありません。私たちの生命活動は、睡眠も覚醒も「無」の状態から始まります。

活発に細胞分裂を繰り返して大脳ができてきて、最初に現れるのは、レム睡眠の原形の「動睡眠《どうすいみん》」という眠りです。これが大脳の機能をさらに発達させて、意識を覚醒の状態へ導いていきます。

私たちは普通、覚醒のあとに睡眠が続くと考えていますが、生命の起源をさかのぼると、**睡眠が先にあって、その後に覚醒が続いている**のです。

別の角度からも考えてみましょう。

自分の人生が、明日の24時に確実に終わるとしたら、今晩あなたは眠りますか？

あと30時間あまりの命だとわかっていたら、いつもと同じように眠るでしょうか？

きっと、ほとんどの人が眠らないと思います。私たちは明日がないとわかっていたら、眠らないのです。つまり、睡眠のいちばんの目的は**今日の疲れをとることではなく、明日を生きるための積極的な行動**です。

「明日のために眠る」と意識しながら、明日にまで意識を拡大させて、眠りについてみてください。翌朝の目覚めが変わります。**あなたの眠っている力を最大限に引き出す**、それが睡眠のパワーです。

睡眠で人生を変える

22-7

「安眠」から「快眠」へ

これに効く！

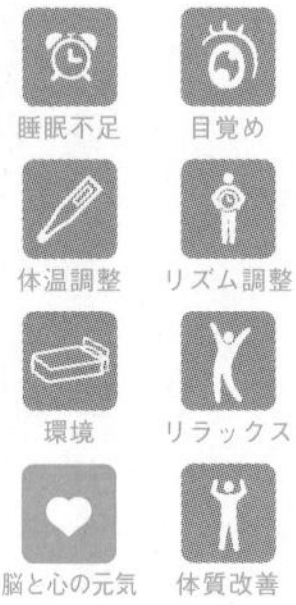

「安眠」と「快眠」、この違いは何だと思いますか？

辞書で調べると、安眠は「安らかにぐっすり眠ること」、快眠は「気持ちよくぐっすり眠ること」と載っています。

私はこの2つの違いについて、深く考えたことがあります。

その結果、こう定義づけました。

「安眠」は、マイナスをゼロにリセットする眠り。つまり疲れをとるための眠りです。「快眠」は、マイナスをプラスに転換する眠り。これは**明日へのパワーを得る眠り**です。

別の見方をすると、「安眠」は無意識の眠りなので、赤ちゃんの眠りは安眠といえます。守られているからこそ、安心して眠ることができるのです。

そして「快眠」は、意図的な眠りです。成長した大人だからこそ可能になるのが快眠です。疲れを引きずったままバタンと寝るのは、眠ることをまったく意識できていない状態だといえます。


睡眠は本来、**疲労回復のためではなく、成長のためのもの**です。赤ちゃんは心と体の成長のために、長時間眠ります。体の成長は20歳頃にピークを迎えますが、心はずっと成長し続けることが可能です。


つらいできごとがあっても、それを乗り越えながら心を成長させていく。

目の前に起きてくることに取り組みながら精神的な成長をしていく。

それこそが人生の意義です。そのあと押しをしてくれるのが睡眠です。睡眠によって成長している自分をイメージしながら、眠りにつく。この意図的な眠りが快眠です。今日より明日へ、一歩ずつ成長していきましょう。

おわりに

以前、明治大学で90分の睡眠セミナーを行ったときのことです。

ワークショップ型の講座で学生が睡眠について語り合い、エクササイズを交えた和気あいあいとした雰囲気のなか、90分があっという間に経っていきました。

終了後には質問の列ができ、最後の学生の質問に答え終わったときには、さらに1時間がすぎていました。

その様子を見た事務局の女性が、

「学生たちが、こんなにも睡眠に興味があると思いませんでした。企画して本当によかったです！」

と、興奮しながら言いました。

私はその言葉を聞いて、

「睡眠というよりも、みんな〝生きること〟に興味があるのだと思います」

と、答えました。

睡眠は、生きることの根幹です。

今、なぜ睡眠がこれだけ注目されているのかといえば、根本的な生き方を見直す時期にきているからだと思います。

これまでの時代、幸せや豊かさを、自分の外側の「モノ」に求め、「いい車に乗ったら豊かになれる」「素敵なパートナーと結婚したら幸せになれる」そう思って、私たちは一生懸命頑張ってきました。

そして私たちは気づき始めました。

外側の「モノ」は、手に入れた瞬間はうれしいけれど、しばらくするとさらに別のものが欲しくなり、**いつまでたっても、どれだけ頑張っても、精神的に満たされることがない**ということを。

そう、幸せや豊かさは、外側の環境や条件のなかにあるのではなく、自分自身の内側にあるのです。

究極をいえば、どんな環境や条件であっても、それを受け入れられる自分であったら、いつでも幸せを感じることは可能です。

眠れないことに悩み苦しんでいたとしても、それを乗り越えようと一生懸命に取り組んでいる。その自分を愛することができれば、幸せを感じられるでしょう。

本文中でも触れましたが、「昼の活動」と「夜の睡眠」は、光と闇のように呼応する存在です。光が光として輝くためには闇が必要で、その闇が色濃ければ濃いほど、光は輝きを増します。

つまり、昼の活動を充実させる根本的なカギは、睡眠を充実させることです。「昼の活動」と「夜の睡眠」の価値は、本来等しいものだからです。

経済的な成長を遂げた今、物質性とのバランスをとりながら、精神性を育てていくことが、これからの時代のテーマになってくるでしょう。

そして、この精神性を育てる土台が睡眠だと思っています。

ぐっすり眠って、青空が気持ちよく感じられる。
ぐっすり眠って、明るく「おはよう」と言える。
ぐっすり眠って、人にやさしくできる。
そして、人にやさしくできる自分に、歓びを感じられる。

そんな人が一人でも多くなっていくことが、幸せな未来につながっていくのだと、私は信じています。

本書がそのきっかけになれば、こんなにうれしいことはありません。

豊かな眠りが世界中に満ちあふれますように。

三橋美穂

文庫版あとがき

単行本が発売されて、5年が経ちました。私自身、とても気に入っている本で、今でも読み返すと、集中して書いていた当時の記憶がよみがえってきます。

とくに気に入っているのは、第5章「眠りが変わると人生がうまくいく」。睡眠の本質をとらえて生き方がシフトすることを意図しながら書いた章です。この本を手に取った方に共感していただけたら本望です。


この5年の間に、中国と台湾でも翻訳出版されました。私は数年前に中国の寝具メーカーのコンサルティングをしていましたが、中国でも睡眠に悩んでいる人は増えていて、都市部では睡眠時間が6時間に満たない人も多い印象でした。

そして、翻訳されたことで、私は新たな睡眠の可能性に触れることができました。

それは表紙の帯にある、この部分です。

日本語【ぐっすり眠って、すべて順調!】

中国語【睡得好、没煩悩！】
つまり、「ぐっすり眠ると、煩悩がなくなる」とあるのです。

私は「なるほど〜！」と、唸りました。
「煩悩とは、身心を乱し悩ませ智慧を妨げる心の働き（汚れ）を言う」（ウィキペディアより）とあります。ぐっすり眠ると心の汚れが落ち、智慧が生まれ、身心の調和がとれて健康になり、これで人生がうまくいかないわけがありません。

もちろん、人生は山あり谷ありなので、困難な状況に見舞われることもあるでしょう。それを受け入れ、突破口を見つけ、挑戦し、自分が成長し続けるパワーの源が睡眠です。
本書をきっかけに、睡眠を大切にするマインドが広がっていくことを願っています。

三橋美穂

参考文献

「健康づくりのための睡眠指針　2014」厚生労働省健康局
『眠る秘訣』（井上昌次郎、朝日新聞出版、2009年）
『睡眠のはなし』（内山真、中央公論新社、2014年）
『どうしてもがんばらなくてはならない人の徹夜完全マニュアル』（宮崎総一郎・森国功、中経出版、2012年）
『ねむり衣の文化誌』（吉田集而・睡眠文化研究所　編集、冬青社、2003年）
『乳酸菌ニュース』2011年春号「時間栄養学から考える朝食の重要性」（柴田重信、全国はっ酵乳乳酸菌飲料協会、2011年）
『Newsweek 日本版』「睡眠の最新トレンド、パワーナップの心得」2015年1月27日付

本書は、かんき出版より刊行した単行本『驚くほど眠りの質がよくなる　睡眠メソッド100』を文庫化にあたり、加筆、改筆、再編集したものです。

三橋美穂（みはし・みほ）
快眠セラピスト・睡眠環境プランナー
寝具メーカーの研究開発部長を経て、2003年に独立。これまでに1万人以上の眠りの悩みを解決し、とくに枕は頭を触っただけで合う枕がわかるほど精通。全国での講演や執筆活動のほか、寝具や快眠グッズのプロデュース、ホテルの客室コーディネートなども手がける。主な著書に『眠トレ！ ぐっすり眠ってすっきり目覚める66の新習慣』（三笠書房）ほか、日本語版を監訳した『おやすみ、ロジャー 魔法のぐっすり絵本』（飛鳥新社）はシリーズ累計115万部を突破。NHK「あさイチ」TBS「ひるおび！」日本テレビ「ヒルナンデス！」など、テレビ番組の出演多数。
https://sleepeace.com/

知的生きかた文庫

驚《おど》くほど眠《ねむ》りの質《しつ》がよくなる
睡眠《すいみん》メソッド100

著　者　三橋美穂《みはしみほ》
発行者　押鐘太陽
発行所　株式会社三笠書房
〒一〇二−〇〇七二　東京都千代田区飯田橋三−三−一
電話〇三−五二二六−五七三四〈営業部〉
　　〇三−五二二六−五七三一〈編集部〉
https://www.mikasashobo.co.jp
印刷　誠宏印刷
製本　若林製本工場

ISBN978-4-8379-8657-7 C0130

知的生きかた文庫

禅、シンプル生活のすすめ
枡野俊明

求めない、こだわらない、とらわれない――「世界が尊敬する日本人100人」に選出された著者が説く、ラク～に生きる人生のコツ。開いたページに「答え」があります。

疲れない体をつくる免疫力
安保 徹

免疫学の世界的権威・安保徹先生が、「疲れない体」をつくる生活習慣をわかりやすく解説。ちょっとした工夫で、免疫力が高まり、「病気にならない体」が手に入る！

「免疫力が高い体」をつくる「自然療法」シンプル生活
東城百合子

110万人が実証済み！ 病院やクスリに頼らず病気や不調が消えていく――「食事・手当て・生活習慣」。自然療法の大家による、待望の〝生活バイブル〟！

大事な栄養、捨てていませんか？
堀越 哲

フレイル、生活習慣病、骨粗しょう症など、不調の原因は食生活が9割！ 調理法から食べ方、保存法まで、栄養満点の食べ方・料理のコツをオールカラーで解説。

単行本
眠トレ！ ぐっすり眠ってすっきり目覚める66の新習慣
三橋美穂

大人気の快眠セラピストによる、睡眠の質を高めるための66の新習慣。快眠ストレッチ、就寝アラーム、カウントダウン入眠法の他、5つのケーススタディを収録！

C50392

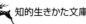